SCHATTENLEBEN
und mein Weg ins Licht
Renate Ledrich

Renate Ledrich

SCHATTENLEBEN
und mein Weg ins Licht

Autobiografie einer Depression

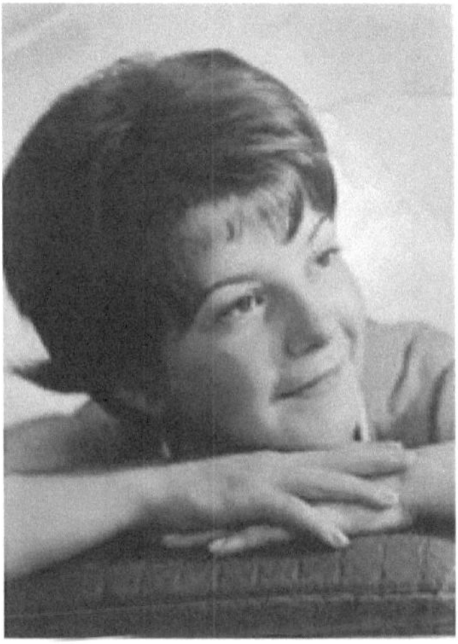

Verlag DeBehr

Herausgeber: Verlag Debehr, Radeberg
Erstauflage: 2014
ISBN: 9783957530530

VORWORT

Dies ist meine Geschichte. Als ich einem Urlaub mit meinen Söhnen aus dem Harz wiederkam, begann ich damit, mein ganzes Leben zu durchdenken und mich an vieles zu erinnern. Ich schrieb nieder, was mir in den Sinn kam, und plötzlich füllten sich die Seiten. Ich erlebte eine Phase der Schaffenskraft und Euphorie, in der die meisten der vorliegenden Aufzeichnungen entstanden. Später kamen einzelne Notizen hinzu, über die Wiederkehr der Krankheit und über meine Familie.

Das Buch erzählt von mir und meinem Leben, meinen Gedanken und Gefühlen, die ich oft für mich behalten habe.

Es hat mir geholfen, mich selbst besser zu verstehen.

Ich hinterlasse es denen, die mir nahe standen und die es oft schwer mit mir hatten. Es hilft euch vielleicht auch, mehr über mich zu erfahren und zu wissen, wer eure Mutter, Oma und Schwester Renate war.

Ich möchte weiterhin denen, die von dieser Krankheit der Seele geplagt sind, sagen: „Ihr seid nicht allein, habt Mut, auch auf euch wird Licht fallen.“ Für all die Angehörigen und Freunde von an Depression Erkrankten soll mein Buch ein Ratgeber sein, zu verstehen.

VORWORT

Dies ist meine Geschichte. Als ich [illegible]

[illegible]

Inhalt

KINDHEITSERINNERUNGEN

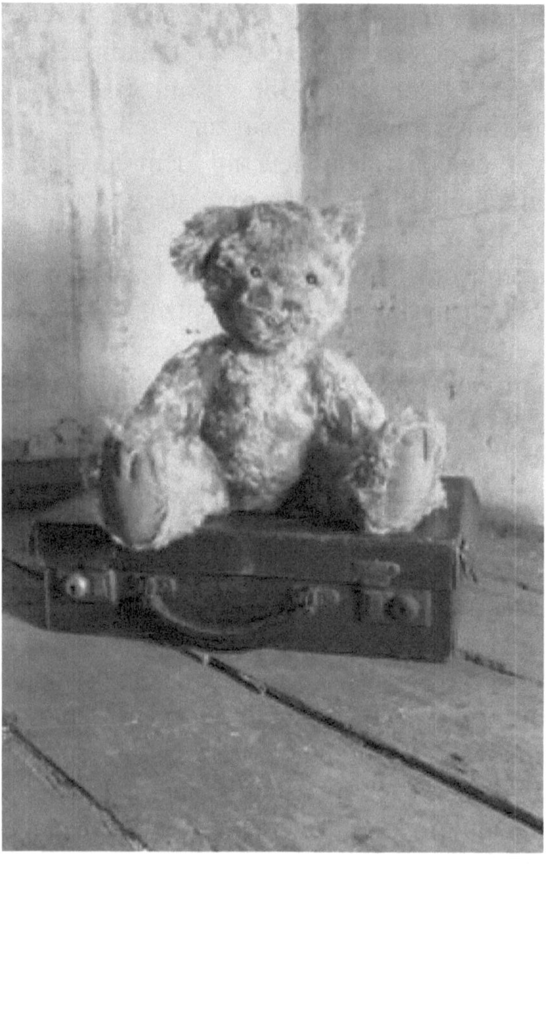

MEINE GEBURT

Mit meiner Geburt begann meine Trostlosigkeit. Als ungewolltes Kind einer außerehelichen Beziehung mit einem Fremdarbeiter kam ich am 19. Januar 1943 in Pulsnitz/Sachsen bereits im siebenten Monat zur Welt. Ich hatte zwar ein paar Härchen auf dem Kopf, aber keine Finger- und Zehennägel. Ganze zweieinhalb Pfund brachte ich – allerdings nur mit dem Badehandtuch – auf die Waage. Nach dem ersten Lebensjahr konnte ich sitzen, nach dem zweiten dann endlich laufen. Sehr schlecht nahm ich Nahrung zu mir. Deshalb brachte meine Mutter oft Wäsche von mir zu Frau Just – einer Heilpraktikerin, welche die Kleidungsstücke mit irgendeinem Sud bestrich. Es hieß, dass ich besser gegessen hätte, wenn ich das Hemdchen anhatte.

Das Verhältnis zwischen meiner Mutter und dem Fremdarbeiter wurde von einer Hausbewohnerin bei der Polizei gemeldet; so etwas war in Hitlerdeutschland verboten, und mein lieber Vati wurde eines Morgens in der Frühe von der Gestapo abgeholt. Sicherlich wurde er zur Liquidierung in ein Konzentrationslager geschafft. Und hätte Mutti nicht schon drei Kinder gehabt, hätten sie vielleicht sie und mich ebenfalls weggebracht. Ich frage mich heute noch, warum hat Mutti die Frau, die ihren Geliebten verraten hatte, nicht in der späteren DDR angezeigt, dann wäre diese Person nämlich bestraft worden. Ich kenne diese Frau, und wenn sie mich heute sieht, schaut sie wie durch mich hindurch. Wenn ich Beweise hätte, würde ich sie heute noch anzeigen. Ob sie sich sicher gefühlt hat, diese ganzen 50 Jahre über? Hoffentlich nicht.

Mutter hat mir jedoch immer erzählt, sie sei vergewaltigt worden, also hat sie ihn, und damit auch mich, verleugnet.

Mein lieber Vati!

Wie gerne hätte ich Dich kennengelernt.

Warum hat man Dich kurz vor meiner Geburt fortgeschafft, in der Nacht? Wurdest Du erschossen, oder warst Du im KZ? Mutter hat mir nie etwas von Dir erzählt. Hatte sie ein schlechtes Gewissen? Ich weiß, dass ich die schwarzen Haare von Dir habe, und mein Sohn Heiko hat die ganze Statur von Dir geerbt. Das hat mir einmal meine Schwester gesagt, die Dich damals oft gesehen hat. Wie sehr habe ich mir immer einen Vati gewünscht, der mir das Händchen hält beim Spazierengehen, der mir die Welt erklärt. Auf dessen Schoß ichmal sitzen darf, der mich anlacht, mich streichelt und mich beschützt, der mich ab und zu ins Bettchen schafft. Bei niemandem konnte ich mir Rat und Hilfe holen, wenn Mutter wieder mit mir böse war; bestimmt hätte ich keine Haue mit der Wäscheleine bekommen, wenn Du dagewesen wärst.

MEINE ZEITEN IN BRETNIG

Die Aufenthalte dort beinhalten für mich die schönsten Erinnerungen meiner Kindheit. Meine Tante Else und mein Onkel Alfred waren für mich wie richtige Eltern. Dort, in dem hübschen Siedlungshaus, fand ich meine wahre Heimat. Wenn ich dort zu Besuch weilte, begannen für mich schöne Zeiten. Zeiten ohne Geschimpfe, ohne Ohrfeigen und ohne Dresche mit der Wäscheleine. Wenn ich zum Wochenende nach Bretnig auf Besuch fuhr, kam ich mit dem Zug nach Großröhrsdorf, und dann bei der nächsten Haltestelle fuhr ich mit dem Bus bis Bretnig. Mich fragten oft die Leute: »Wer bist denn du und wo willst du hin?« Ich wirkte ja immer viel jünger, als ich in Wirklichkeit war. Als Handgepäck hatte ich einen kleinen Puppenkoffer, in braun gehalten, in dem hatte ich mein geblümtes Nachthemd, eine ganz kleine Puppe und ein Milchfläschchen. Abends durfte ich meinem Onkel Alfred Zöpfe flechten, wenn er von der Arbeit kam. Um 20.00 Uhr war für mich Schlafenszeit. Wenn da gerade mal Besuch da war, kroch ich unter den Küchentisch, um mich auszukleiden. Warum, das weiß ich nicht, irgendwie hätte ich mich wohl geschämt, wenn mich Fremde dann gesehen hätten.

Mutter musste manchmal ins Krankenhaus wegen ihrer Augen. Da wohnte ich dann in

Bretnig und ging auch dort zur Schule.

Vor meiner Einschulung war ich ein halbes Jahr bei Tante Else, das war eine lange Zeit. Und eines Tages kamen Heinz und Dieter und holten mich mit dem Handwagen nach Hause ab. Heinz sagte zu Onkel Alfred, sie wollten nur meine Lebensmittelkarte vertun. Da bekam er eine Ohrfeige von ihm. Sicherlich hatten das Christa und ›der Alte‹, unser Familienvater, eingefädelt. Dann ging es los im Dauerlauf nach Pulsnitz. Dort wurde ich in den Kindergarten auf der Hempelstraße geschickt. Ich ging überhaupt nicht gern und suchte dort Dieters Nähe, der in einer anderen Gruppe war. Mehrmals kam Tante Else von Bretnig zum Kindergarten, um mich zu sehen.

Dreimal besuchte ich für längere Zeit die Grundschule in Bretnig. Ich hatte dort fast immer Einsen. Einmal, als Mutter für längere Zeit im Krankenhaus war, wurden Dieter und Heinz auch aufgeteilt. Dieter war bei Tante Gretel und Heinz bei Tante Lehne. Es ist den beiden aber nicht so gut gegangen wie mir. Tante Gretel hat abends immer, wenn Dieter schon im Bett war, Plinsen gebacken; er aber hat keine bekommen. Auch hatte er nie einen Apfel mitbekommen, wenn wir in die Schule gingen.

Einmal bin ich mit Tante Else und mit Onkel Alfred auf einem Traktor nach Dresden zur Mutti gefahren. Auf dem Weg dorthin habe ich

Ähren für sie auf dem Feld gelesen, damit sie sich eine Suppe kochen lassen kann.

Ein anderes Mal bin ich mit Dieter früh morgens im kalten Winter bis Großröhrsdorf[1] auf den Bahnhof gelaufen; das sind circa vier Kilometer. Dabei bin ich auf dem Glatteis ausgerutscht und auf den Hinterkopf gefallen.

Ja, wir haben so allerhand durch.

Wenn ich wochenlang in Bretnig war, bin ich manches Mal an das Ende der Siedlung gelaufen, weil dort eine Werkesse war. Ich dachte mir, das sei die Esse von Pulsnitz. Etwas wehmütig schaute ich dann immer hin, denn Sehnsucht nach den Geschwistern kam auch manches Mal auf. Es konnte aber nicht die Esse von Pulsnitz sein, denn es waren ja sechs Kilometer bis nach Hause.

Zur Siedlung führte eine Hauptstraße, die links und rechts voller Kirschbäume stand. Da haben wir mit Margitta, meiner dortigen Freundin, einmal so viel gegessen, dass mich bei ihr im Waschhaus die Notdurft überkam, weil ich nicht warten konnte, bis sie fertig war.

Margitta wohnte bei uns gegenüber, und eines Tages nahm mich Tante Else auf den Arm und machte mich mit ihr bekannt. Ab sofort waren wir Freundinnen und spielten, wann immer wir konnten. In ihrem großen Haus tobten wir manchmal in deren Federbetten herum, spielten mit ihrer Puppenstube oder im Sand oder am

Reck.

Ab und zu spielte auch der Klaus mit uns, er war in unserem Alter, ein blonder Junge. Von dessen Mutti bekam ich manchmal eine Tasse Milch. Ja, bei Tante Else gab es Ziegenmilch, die holte ich von einem Bauerngut. Wir waren jahrelang befreundet, aber Margitta konnte sich daran nicht erinnern, als ich sie Jahre später danach fragte.

ERINNERUNG AN SONNHILD, MEINE COUSINE

Als ich kurz vor dem Schulanfang stand, wollte Sonnhild, die Tochter von Else, mir immer beibringen, wie ich heiße und wo ich wohne. Ich sehe das Bild noch vor mir: Sie schaut aus dem Küchenfenster heraus und ich sitze auf der Stufe zur Haustür. Ich lernte eben an diesem Tag, dass ich Renate Wittich hieß und dass ich in Pulsnitz wohnte. Sie nähte mir ein Glockenröckchen aus rotem Stoff und eine weiße Bluse dazu. Sie war damals an die zwanzig Jahre und ging schon arbeiten.

Ab und zu sagte Tante Else: »Hol doch die Sonnhild ab.« Da bin ich gelaufen, barfuss bis zu ihrer Arbeitsstelle. Da ging es dann mit dem Fahrrad zur Mittagspause nach Hause zurück.

Einmal nahm ich Würfelzucker dahin mit, damit der Storch kommen und ein Baby bringen möge. Ihre Kolleginnen auf Arbeit lachten alle und ich kam mir komisch dabei vor, denn ich wusste ja nicht, worüber sie sich so amüsierten.

1949 heiratete sie ihren Rudolph, der auch lange im Krieg war. Ich hatte ein Gedicht gelernt, *Die Bratpfanne*, ich sagte es auch tadellos auf und musste dazu auf einen Stuhl steigen. Die Heidelore, die wesentlich älter war als wir, schaffte es nicht, ihr Gedicht aufzusagen.

Annelie, das Adoptivkind von Tante Linda und Onkel Karl, und ich, wir waren Blumenstreumädchen. Heidelore trug das Kissen. Ich habe mir bei dem Gang zur und in die Kirche zwei lockere Zähne herausgeboddert und diese gleich mit verstreut.

Zur Schlafenszeit nach dem Fest zog ich mit Sonnhild und Rudolph in deren Wohnung, und in der ersten Nacht fiel ich in einen Wäschekorb mit Geschirr, wovon einiges kaputt war.

Mit Sonnhild bin ich heute noch in Verbindung. Tante Else starb 1961, was mir sehr weh tat, und als Onkel Alfred für immer ging, war es genauso schlimm, denn ich hatte zwei meiner liebsten Menschen verloren. Sie wollten mich gern adoptieren, aber das hätte Mutter bestimmt nicht zugelassen.

ERINNERUNGEN UM DAS JAHR 1948, FÜNF JAHRE ALT

Wir wohnten mit anderen Hausbewohnern in einem großen Mietshaus in der Feldstraße 15 – ohne jeglichen Komfort. Kein Wasser in den Wohnungen, das Klo war auf dem Hof und war nur eine alte Bretterbude. Unsere Mitbewohner waren die Reißigs, Grunows, Bräunigs, Staffens, Rieschers mit Onkel Hagedorn, Graffs, Zückerts und Endrulats, mit denen wir unseren Flur teilten. Onkel Hagedorn holte mir einmal eine Kugel aus der Nase, die ich mir dummerweise hineingeschoben hatte.

Unsere Wohnung bestand aus einer kleinen Kammer und einer Wohnküche. Hinter einer Bretterwand lag noch die Schlafstube. Wir hatten eine Bodenkammer und eine Kartoffelkiste im Keller, das war unser Bereich.

Im Parterre war eine Zeit lang eine Mohnmühle untergebracht. Die Männer, die dort arbeiteten, hatten mich alle gern. Manchmal konnte ich mit ihnen frühstücken und schaute ihnen bei der Arbeit zu.

DER FAMILIENVATER

Paul Wittich war im Bergwerk Aue beschäftigt. Wenn er da war, gab's nur Krach. Da wurde geschimpft, die Eltern brüllten sich gegenseitig an. Da flogen die Töpfe durch die Küche, da wurde geschlagen. Es war furchtbar, dass ich das mit ansehen musste. Ich hatte immer Angst. Einmal zeigte er auf mich und sagte: »Du Hurenkind!« Dass da irgendetwas nicht stimmen konnte, wurde mir in dem Moment bewusst.

Er hatte ein Gesicht, das nicht lachen konnte; er war nur böse. Sein Gesicht werde ich nie vergessen. Wenn wir alle am Tisch saßen und aßen, und einer sagte ein Wort, gab es gleich mit dem Löffel ein paar auf den Mund von ihm. Oder einer aß nicht alles auf, dann sagte er: »Die Oogen grisser wie der Mund.«

Mich hat er nie gesehen, durch mich hindurchgesehen hat er. Mutter sagte manchmal zu mir: »Geh hinaus spielen und hole den Alten vom Zug ab.« Er sah mich da stehen, aber er sah an mir vorbei und sprach auch nicht mit mir, er ging einfach vorbei. Er hat nie gesagt: »Komm mit nach Hause.« Zu den anderen Geschwistern hatte er auch kein gutes Verhältnis. Unsere Mutter sagte ja auch nicht: »Jetzt kommt der Vater«, sondern: »Jetzt kommt der Alte.«

Manchmal trank er, das war bei dem Gezeter sicher auch kein Wunder. Um sich etwas dazu zu verdienen, ging er nebenbei kellnern. Da musste er zu Hause jeden Pfennig abgeben, und wehe ihm, sie fand in seinen Sachen noch ein paar Mark, da war der Teufel los.

Ende der Vierziger Jahre, ich glaube, es war 1948, fuhr er mit Christa, meiner älteren Schwester, nach dem Westen. Er war dort in einem Bauerngut untergekommen. Um zu bleiben, hätte er seine Familie für tot erklären lassen müssen, was er dann doch nicht fertig brachte, und so kamen beide wieder zurück.

Unser Hausnachbar hatte Kaninchen, und wir hatten immer Hunger. Mutter überredete also Vater, für uns Kaninchen zu stehlen. In der größten Not tat er das schließlich auch, immerhin waren zu Hause sechs Mäuler zu stopfen, aber später hielt sie es ihm immer vor und erzählte zu guter Letzt sogar dem Nachbarn, dass unser Vater das gewesen war.

Als ich noch nicht zur Schule ging, drohte mir Mutter: »Wenn du auf der Bachstraße bei dem kleinen Haus vorbeikommst und dich reden zwei alte Leute an, antwortest du nicht und gehst vorbei!« Es waren ihre eigenen Schwiegereltern.

Ich kann mich ganz genau erinnern, wie sich meine Eltern immer gestritten haben, wie die Töpfe hin und her flogen, wie sie sich geschlagen haben, ich war ja immer mittendrin. Eines Nachmittags beim Streit sagte er: »Ich gehe heut für immer.«

»Geh doch«, sagte Mutter.

Er nahm sein Federbett und zog aus, denn er hatte in Ohorn eine neue Frau kennengelernt. Mutter ist dann manchmal in die Stadt gegangen, um ihn aus der Ferne sehen zu können. 1954 ist die Ehe geschieden worden. Als er gestorben war, besuchte sie ihn am Grab und vergewisserte sich, ob es auch ordentlich gepflegt war.

DER ALLTAG ZU HAUSE

Nach der Scheidung 1954 war ein Prellbock weniger in der Familie; nun hatten allerdings wir Kinder alles auszubaden. Beschimpfungen zogen sich von morgens beim Aufstehen bis zum Schlafengehen den ganzen Tag hindurch.

Meine Geschwister sind alle älter als ich, Christa war damals 21 Jahre, Heinz 18 und Dieter 14.

Christa heiratete im April ihren Kurt und am 2. Juli gebar sie ihren Sohn, den Rigo, den wir alle sofort lieb hatten. Sie zog nach Jänschwalde. Sie war schlau und hatte ein Gesuch an Wilhelm Pieck, den Staatsratsvorsitzenden, mit der Bitte um eine eigene Wohnung wegen unserer häuslichen Verhältnisse gesandt.

Heinz war in der Schule nicht der Beste und da blieb ihm nur eine Lehre als Glasbläser in Weißwasser, er war nun auch fort.

Da waren nur noch Dieter und ich übrig; es ballte sich alles zusammen. Dieter begann mit der Lehre als Weber. Eigentlich wollte er Matrose werden, aber Mutter hatte ihm den Lehrstellenvertrag zerrissen.

Die Jahre darauf, so lange ich mich erinnern kann, war ich »ein Miststück«, »eine Krücke« und »falsch«. Niemanden hatte ich, dem ich mich hätte anvertrauen können, denn geglaubt wird ja immer eher einer Mutter als einer

Tochter. Mit der Ernährung ging es knapp zu. Dies soll aber keine Anschuldigung sein, daran waren die Geldsorgen schuld. Mutter hat immer dafür gesorgt, dass wir was zu essen hatten. Sie war eine ordentliche und sparsame Frau.

In den ganz schlechten Zeiten nach dem Krieg gingen Heinz und Christa in das Friederdorfsche bei den Bauern betteln. Heinz versorgte uns vom Bahnhof mit Kohle und Holz. Mutti hat manches Mal nicht gewusst, was sie uns zu essen geben soll. Ab und zu wurde die Kartoffelkiste hin und her gerückt in der Hoffnung, noch ein paar Kartoffeln zu finden. Waren welche da, dann bekam ich sie zu essen, weil ich die Jüngste war. Die Jungs fragten: »Mutti, warum bekommen wir heute wieder nichts zu essen? Wir haben doch gefolgt!«

Schwer hat sie es mit uns gehabt. Einmal im Monat gab es Bonbons; wie Schokolade schmeckt, das haben wir lange nicht gewusst. Erstens gab es keine und zum anderen wäre sie für uns viel zu teuer gewesen. Einmal bin ich in die HO und habe gefragt, ob sie ein Bonbon für mich hätten; ich hatte fünf Pfennige zum Ausgeben. Die haben nur darüber gewitzelt. Bonbons haben wir uns auch selber hergestellt. Da wurde Marmelade heiß gemacht, dann musste sie erkalten. Dann konnten wir uns Bruchstücke abmachen. Zu trinken gab es Malzkaffee, Milch, Essigwasser und sonnabends Kakao.

Oft habe ich bei der Freibank Schweinefleisch geholt; das war billig und wir konnten uns einmal satt essen, was wichtig war. Sonntags gab es Buttersemmeln, Feiertags Kuchen. Mutti hat wunderschöne Kuchen gebacken, der hat der ganzen Verwandtschaft geschmeckt.

Beizeiten habe ich die große Wäsche gewaschen, das war viel bei drei bis vier Betten. Dies war eine kräftezehrende und zeitraubende Prozedur. Erst wurde die Riesenwanne vorgewaschen, dann wurde alles im Kessel gekocht, dann noch mal durchgewaschen und dreimal gespült, und jedes Wäschestück musste durch die Wringe gedreht werden. Am anderen Tag wurde alles aufgehängt, war die Wäsche trocken, wurde sie gelegt und dann gings zur Wäscherolle.

UNSERE WEIHNACHTEN

Wenn ich um diese Zeit in Bretnig war, haben wir den Heiligabend um einen Tag vorgezogen, denn ich wollte Weihnachten bei meinen Geschwistern sein. Als ich jünger war, ging ich in die Nachmittagsmesse, später dann in die Nachtmesse. Mir ist das nicht bekommen, ich musste immer weinen, die Leute schauten dann. Warum habe ich geweint, warum konnte ich mich nicht so wie andere Kinder auf das Fest freuen? Weil ich immer belastet wurde mit Mutti und ihren Krankheiten und immer Angst hatte, sie könnte bald sterben, so erzählte sie es mir laufend. Wenn ich nach Hause ging, war alles vergessen, denn meist lag ein weißer Teppich aus Schnee auf den Gassen und Bäumen, das brachte mich in die richtige Stimmung.

Zu Hause war der Tannenbaum Favorit, den wir meist mit Dieter angeputzt hatten. Viele Geschenke gab es nicht, aber eine alte Puppe mit ›neuem Kopf‹ war meist dabei. Vor allem aber freuten wir uns immer darauf, dass wir so richtig essen konnten. Weihnachten wurden immer mehrere Stollen gebacken, und Lebensmittelmarken hatte Mutti auch tüchtig aufgespart, sodass auch immer ein paar große Würste auf dem Tisch lagen.

GEBURTSTAGE

Mit meinen Freundinnen Gisela, Rosemarie, Monika und Helga feierten wir immer schöne Kindergeburtstage; ich dagegen durfte niemanden einladen. An zwei Geburtstagen, als ich noch ziemlich klein war, so erinnere ich mich, bekam ich nicht einmal ein paar Kekse oder Bonbons. Hat Mutter es nicht nachempfinden können, wie enttäuscht ich da sein würde?

Am Vorabend meines 11. Geburtstages ging ich voller Zuversicht ins Bett, denn schon längst hatte ich mir ein paar Gummistiefel gewünscht. Lange lauschte ich, ob in der Küche Papier raschelt, ob vielleicht ein Pappkarton aufgemacht wird, in dem rote Stiefel steckten. Endlich schlief ich ein und am Morgen ging ich voller Spannung in die Küche, aber nichts war da, keine Gummistiefel, keine Kekse, keine Bonbons. Sie hätte kein Geld gehabt, sagte Mutter zu mir.

VORSCHULALTER

Als ich noch im Vorschulalter war, saß Mutter oft mit mir an dem niedrigen Küchenofen. Dort erzählte sie mir ihre Ehe- und Krankheitsgeschichten. Sie vergaß dabei nie zu sagen: »Ach Renate, nächstes Jahr hast du keine Mutti mehr.« Das ist der Satz, den ich am meisten von ihr zu hören bekommen habe. Hatte sie sich nicht denken können, wie sie meine kleine Seele damit belasten würde?

Als ich acht Jahre war, kam ich zu einer Erholungskur nach Ahlbeck. Mag es mir körperlich gut getan haben, für meine Seele war es wieder Pech. Ich bekam Post von M, die Freude verging mir, als ich lesen musste, dass der Vater die Mutter wieder geschlagen hatte. Ich sehe mich noch heute auf den Stufen sitzen, weinend, die Helferin bat mich um den Brief. Keiner konnte glauben, dass man so etwas einem Kind schreibt. In dem Brief hatte außerdem gestanden, dass der Vater der Mutter die Pulsadern durchschneiden wollte.

Mutter war wieder mal krank, heute würde ich vieles davon als Heuchelei ansehen. Sie ließ ihre Schwestern kommen, spielte die Schwerkranke. Ich war vielleicht 10 Jahre alt, da sagte sie abends: »Wer legt mir den Strick unters Bett? Ich will mich diese Nacht aufhängen.« So etwas blieb immer an mir hängen; ich weiß gar nicht, wo die anderen Geschwister dann immer waren. Vielleicht hörten sie zu ... Letztlich aber legte ich ihr den Strick tatsächlich unters Bett. Mit was für einer großen Angst bin ich eingeschlafen, und mit was für einer Angst bin ich munter geworden, da mein erster Gedanke war, ob die Mutti noch im Bett liegen würde.

Christa hatte mich auf den Arm genommen und wollte mit mir in das Schwimmbassin im Freibad auf der Mittelbacher Straße gehen, da habe ich so eine Angst gehabt und so laut geschrien, dass sie mit mir wieder hinausgehen musste. Einmal hatte ich Igelit-Sandaletten bekommen. Da war ich wahnsinnig stolz. Die behielt ich im Bad beim Planschen gleich an, weshalb die anderen Kinder neidisch auf mich schauten; ich kam mir einmal richtig wichtig vor. Wenn wir Kinder im Bad waren, kam Mutter manches Mal und brachte uns Kartoffelbrodel, was immer sehr gut schmeckte.

Im Nachbarhaus wohnten der gleichaltrige Matthias und dessen um ein Jahr jüngerer Bruder Frank. Ich war sehr gern dort zum Spielen, denn sie hatten ein Dreirad, worauf ich fahren durfte. Oft wurde ich von dessen Mutti gefragt: »Renate, wen willst du heiraten?« Da kam immer die Antwort: »Den Matthias, weil der nicht so frech ist.« Frank war der etwas wildere von den beiden.

Einen Roller oder ein Paar Schlittschuhe

hatte ich nicht. Deshalb beneide ich alle, die Schlittschuhlaufen können. Einmal wäre ich fast in den großen Schlossteich gefallen. Ich wollte probieren, ob das Eis schon fest ist, da war ich mit dem linken Bein bis zur Hälfte schon im Wasser. Mutter hatte dieses Mal aber nicht geschimpft, weil mir das passiert war.

Manches Mal habe ich mir lauter Decken um und über den Küchentisch gelegt und habe mir so eine Bude gebaut, die nur mir gehörte und in der ich mit meinen Puppen spielen konnte. Mutter holte einmal vom Boden meinen weinroten Teddybär, er war von Motten zerfressen. Da war ich ganz traurig und weinte; ich weiß nicht, warum er auf dem Boden war. Ja, ein Kuscheltier wäre bestimmt auch was Schönes für mich gewesen.

Meine Brüder – Dieter ist vier Jahre älter und Heinz sieben – ärgerten mich immer, und Mutter sagte dann, sie sollen »die Kleine« in Ruhe lassen. Wenn ein Gewitter tobte, sagten sie immer zu mir: »Renate, wenn es regnet, pullern die Engel, und wenn es donnert, kegelt der liebe Gott.« Manchmal sagten sie ganz begeistert, ich solle Handstand machen, weil ich ihn so gut könne. Ja, freudig tat ich das auch, mit meinem kleinen geblümten Nachthemdchen. Später begriff ich, dass sie bestimmt nur sehen wollten, was das Schwesterchen unter dem Nachthemdchen trug.

Einmal, kurz vor Weihnachten, zeigten sie mir das Versteck von meinem Weihnachtsgeschenk. Da hatte Mutti ein Pfefferkuchenhaus mit Hänsel und Gretel und der Hexe gekauft und in der Kredenz versteckt. Das war von den Jungs auch albern, denn mir war die Vorfreude damit verdorben.

Ich war eine eifrige Nutzerin der Bücherei. Wenn ich da mit spannenden Büchern nach Hause kam, wurden sie erst von Dieter kontrolliert. Er nahm sich diejenigen, die er selber lesen wollte. Da hielt ich besser still, denn sonst hätte ich eine Ohrfeige riskiert.

MEINE GRUNDSCHULZEIT VON 1949 BIS 1957

Die Schulzeit war für mich eine sehr schöne Zeit, weil ich lernen konnte. In allen Fächern hatte ich im Durchschnitt Einsen und Zweien, selten mal eine Drei. Die Fächer Handarbeit, Werken und Zeichnen waren nicht meine liebsten; Handarbeit habe ich sogar oft geschwänzt. Mutti hatte mir auch nichts beigebracht, wie das bei vielen meiner Mitschüler üblich war. Ich glaube, sie konnte nur stricken, aber das alles war für mich ein Tabu. Beim Malen brachte ich eine Tulpe zustande, aber nicht viel mehr. Einmal habe ich mir einen Koch von Helga malen lassen, weil das zensiert wurde.

Ich kann mich an die Schuleinführungsfeier gut erinnern; sie fand in der Turnhalle der hiesigen Schule, der Ernst-Rietschel-Schule, statt. Ernst Rietschel ist ein Sohn unserer Stadt. Er war ein berühmter Bildhauer.

Ich war immer die kleinste und wirkte mit meinen sechs Jahren noch als wäre ich erst vier.

In der dritten Klasse hatten wir einen Lehrer, Herr Stief, der hat mich immer gedrückt und mich seinen Engel genannt. Ich habe dann mal erfahren, dass er in unserer Nachbarschaft gewohnt hat und unsere Verhältnisse kannte.

Was ereignete sich so in diesen Jahren schul-

und außerschulmäßig? Schulmäßig nichts Besonderes. Ich hasste die langen Schulferien, weil ich nicht – wie die anderen Kinder – von Urlaubsreisen mit den Eltern berichten konnte. Ich hatte nie ein Ziel, nur nach Bretnig konnte ich. Warum hatte ich keine Eltern, die mit mir etwas unternahmen? Einmal sollte ich als Auszeichnung für drei Wochen in die Pionierrepublik nach Greiz fahren, das war in der fünften Klasse, aber diese 11 Mark Unkostenbeitrag gab meine Mutter nicht für mich aus; so etwas gönnte sie mir nicht.

Wenn ich nach Hause kam, erledigte ich meine Schularbeiten, danach spielte ich oder unternahm etwas anderes, und vor dem Schlafengehen bereitete ich mich auf den nächsten Tag vor.

In der siebten Klasse hatten wir den Lehrer Garten, der Genosse war, und er sagte einmal: »Jeder Mensch, der Selbstmord begeht, ist ein Feigling. Man muss sich dem Leben stellen!« Den Satz habe ich mir später immer vor Augen gehalten, obwohl er damit nicht recht hatte.

In der achten Klasse fälschte ich wegen einer Note – ich hatte eine 4 bekommen – zusammen mit anderen Kindern eine Unterschrift, weil ich Angst vor meiner Mutter hatte. Wir wurden dann abgestempelt wie Verbrecher. Dieser Lehrer, Musiklehrer Wendt, ging danach in den Westen.

Meine Freundinnen waren Helga Grunow, Monika Thalheim, Rita Liebelt, Gisela Hanusch und Rosemarie Zippel. Wir haben immer die Kindergeburtstage gefeiert. Bei Hanuschs haben wir Schule gespielt, da war ich stets die Lehrerin. Darüber hat sich Herr Hanusch noch jahrelang amüsiert. Bei Zippels war es einfach, aber ruhig. Bei Liebelts ging es ruhig zu, so auch bei Grunows, deshalb wartete ich abends darauf, wenn die Eltern von der Arbeit kamen, damit ich ein Weilchen bei ihnen sein konnte. Mir graute doch immer davor, heimzugehen.

Helga war einmal bei uns. Zwischen meinen Eltern entwickelte sich ein Streit; Töpfe wurden hin und her geschmissen. Da nahm sie schnell Reißaus. Alle hatten eine Zuflucht, nur ich nicht.

Rita hatte einen Luftroller, ich besaß nicht mal einen einfachen Holzroller.

Eifrig war ich in der Pionierorganisation, erst war ich im Gruppenrat und dann wurde ich die Gruppenratsvorsitzende der Klasse. In dieser Eigenschaft durfte ich mit Dieter Mägel in der fünften Klasse zur Auszeichnung unseres Klassenlehrers Herrn Nerlich mit nach Bischofswerda fahren. Unterwegs wollte er uns etwas schenken, und ich bat ihn um das Buch über Galina Uljanowa, die berühmte sowjetische Ballett-Tänzerin. Dieter wünschte sich eine Tafel Schokolade.

Abwechslung brachte zweimal im Jahr der Jahrmarkt. Zum Rummel gab es selten Geld, meist stellte ich mich beim Riesenrad an den Ausgang, dann wurde man manchmal mitgenommen, wenn am Gewicht etwas fehlte.

In der achten Klasse verkleidete ich mich zum Fasching als Hexe. Niemand erkannte mich und damit stand mir der Hauptpreis von 10 Bockwürsten zu. Aber diese wurden vertauscht und ich bekam stattdessen Pralinen. Die Bockwürste bekam ein Junge, dessen Eltern eine Fleischerei besaßen. Wie hätten wir uns zu Hause über die Würste gefreut!

Einmal habe ich einen Präsentkorb für 25 Pfennig gewonnen. Aber es war kaum Verwertbares drin, ich kann mich nur noch an Malzkaffee erinnern. Damals war ich etwa 10 Jahre alt.

1955, ich war 12, kam ein Brief von meiner Schwester Christa aus Jänschwalde-Ost, in dem stand, dass wir ihren Sohn Rigo zu ihr bringen sollten. Diese Aufgabe wurde mir übertragen – welch ein Wahnsinn von unserer Mutter. Früh mit dem ersten Arbeiterzug fuhr ich los, von Pulsnitz nach Kamenz, von da bis Cottbus. Dort hatte ich Wartezeit, da bin ich mit dem Kinderwagen und dem Jungen in die Wartehalle, habe ihn frisch gewickelt und ihm sein Fläschchen gegeben. Dann fuhren wir in Richtung Jänschwalde. Alles hatte ich geahnt, aber nicht, dass sie uns den Jungen wegnehmen und ihn zur Tante von Kurt nach Westberlin bringen würden. Als ich ein paar Tage später allein nach Hause gefahren bin, war die Enttäuschung groß und wir hatten lange mit diesem Verlust zu kämpfen.

Im Sommer musste ich manchmal in den Wald, wo mich Mutter hinbestellt hatte, um Heidelbeeren zu pflücken. Ein großer Wassereimer musste voll werden, damit wir ihn im Reformhaus bei der Frau Anders verkaufen konnten. Wir bekamen dafür 10 Mark, und das war viel Geld für uns. Manches Mal haben wir auch Reisig aus dem Wald geholt, damit wir etwas außer den Kohlen, die teuer waren, zu feuern hatten im Winter. Oft habe ich Milch geholt oder Brot. Milch habe ich sonntags mit Frank Hernizek, einem Schulfreund, geholt.
Mit meiner Konfirmation und mit den Abschlussprüfungen in der Grundschule ging meine Kinderzeit vorbei.

LEHRZEIT, ERSTE ARBEITS-STELLEN UND LIEBELEIEN

1957 bis 1963

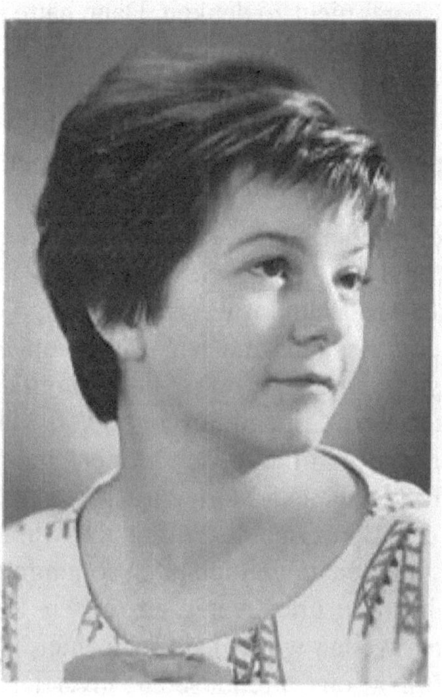

Der Wunsch, Stenotypistin zu werden entsprang aus meiner Freundschaft zu Helga. Sie lernte bereits ein Jahr, und ich begann mich für diese Arbeit zu interessieren, zumal es nur zwei Lehrjahre dauerte. Eigentlich wollte ich Lehrerin werden, aber hierfür fehlte das Geld, daran war also gar nicht zu denken. Dann hätte ich lieber Buchhalterin gelernt, dafür betrug die Lehrzeit drei Jahre; das aber hätte bedeutet, ein Jahr später richtiges Geld zu verdienen. Also bewarb ich mich in der Berufsschule Kamenz und wurde angenommen.

Nach wieder einmal endlosen Ferien ging es dann endlich Anfang September los mit der Schule. Am Bahnhof wartete Verena, die auch die Lehre begann, und wir waren von Anfang an enge Freundinnen. Wir beide waren die einzigen, die ein Stipendium von 60,00 Mark bekamen. Ich gab meins der Mutter, und bekam zum Tanz jeweils 5 Mark zurück.

In der Berufsschule wurde ich ›Pippi‹ genannt. Vielleicht weil ich noch so jung wirkte.

Meine Zensuren waren im ersten Lehrjahr gut, im zweiten wurden sie schlechter, weil ich viel Zeit in eine Freundschaft investiert hatte. Ich ging damals mit Begga.

Im Schreibmaschine-Tippen war ich nicht so gut, weil ich immer aufgeregt war, wenn ich an der Schreibmaschine saß. Dies waren schon erste Anzeichen, dass mit den Nerven etwas nicht stimmte.

Im Feriensommer fuhren wir mit der Lehrerin Eulitz für ein paar Tage in den Spreewald zum Zelten. Schön war es dort, aber als sich abends ein paar Kerle blicken ließen, drohte sie gleich mit der Polizei. Freilich, es war schon eine Verantwortung, mit circa 26 Mädels wegzufahren.

Während des ersten Lehrjahres gründeten wir in Pulsnitz eine Akrobatikgruppe, in der ich fast sechs Jahre mitgewirkt habe; aufgehört habe ich erst, als ich mit Heiko schwanger war.

In der Gruppe waren wir circa 12 Mädchen. Viele Übungen dachten wir uns gemeinsam aus. Zahlreiche Auftritte hatten wir bei kulturellen Veranstaltungen in Pulsnitz und Umgebung. Wir fuhren zum Beispiel bis nach Rammenau, Bischofswerda oder Neukirch.

Nach einem Auftritt in Burkau stand plötzlich ein junger Mann vor mir, mit dem ich dann ein paar Wochen ging. Aber er wollte eine feste Beziehung, und deshalb machte ich wieder Schluss mit ihm. Er hat mich lange nicht vergessen können. Ein anderer sprach mich in Rammenau beim Hineingehen in den Saal an, ein Bäcker-Sohn, dem ich nach ein paar Wochen leider ebenfalls Adieu sagte.

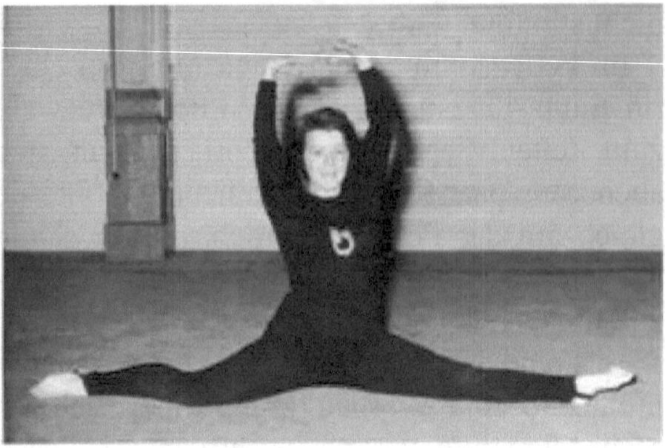

Nun ging ich auch tanzen, hauptsächlich in Pulsnitz, aber auch nach Großröhrsdorf, nach Leppersdorf, nach Bretnig und Steina ging es. Überall hatte ich gleich Verehrer, das war ein prima Gefühl, denn ich veralberte die meisten davon. Einem habe ich wirklich einen tüchtigen Streich gespielt …

Nach Beendigung des zweiten Lehrjahres hatten wir einen Abschlussball. Zum Forstfest sprach mich ein junger Mann an, ob ich mitkäme. Da hatte ich eine Idee. Etwas Englisch konnte ich, und da habe ich ihm vorgespielt, ich wäre eine Engländerin aus Manchester und hier bei einer Tante zu Besuch. Der war sehr großzügig und ließ mich überall bei den Attraktionen mitfahren. Ich dachte nur: ›Hoffentlich spricht dich niemand an, der dich kennt!‹ Da rief auch schon ein Schulkamerad: »Pippi, kommst du auch zum Abschlussball?« Da war die Farce vorbei. Der Junge erzählte die Anekdote seinen Verwandten in Pulsnitz, die lachten immer, wenn sie mich auf der Straße sahen.

Im zweiten Jahr habe ich mit Verena einmal den Zug verpasst, weil wir in der Bücherei aufgehalten worden waren. Oh weh, hatte ich eine Angst vor meiner Mutter. Und ich hatte richtig geahnt: Als ich nach Hause kam, fand ich die Küchentür verschlossen, da musste ich betteln, dass sie aufmachte, und dann bekam ich noch saftige Ohrfeigen, weil sie annahm, wir wären wegen der Kerle nicht pünktlich heim gekommen.

Zur Abschlussveranstaltung war sie sehr von mir enttäuscht, weil ich keine Auszeichnung bekommen hatte, da fing sie schon im Zug an, wie verrückt zu schimpfen. Und dieses Schimpfen durchzog ihr ganzes Leben – bis zu ihrem Tod.

Im zweiten Lehrjahr wurden Studienplätze für ein Studium als Auslandskorrespondentin angeboten. Auch ich sollte einen bekommen. Als ich es Mutter sagte, hielt sie mir wieder ihre Krankheiten vor und jammerte, wer denn dann waschen würde und so weiter, sodass ich schweren Herzens absagte.

Mein allererster Urlaub war ein FDGB-Platz für

30,00 Mark in Zechlin in der Mark Brandenburg im Jahre 1958. Mit mir fuhr eine Schulkameradin, Elke Häse. Mir war seltsam zumute: Das erste Mal fuhr ich allein mit einem Koffer in die Ferien. Dieses Kapitel nahm für mich kein gutes Ende, der Ehrlichkeit halber will ich es aber nicht weglassen. Dort waren auch Jungs, die mich mochten, aber einer mochte mich so sehr, dass er mir immer einimpfte: »Renate, wenn du 18 Jahre bist, heiraten wir.« Eigentlich hatte ich für ihn gar nichts weiter übrig, aber irgendwie war ich ihm hörig, wegen der Heirats-Ankündigungen. Ich dachte immer, das wäre endgültig. Einmal fuhren wir zu Onkel Kurt nach Rheinsberg, da dieser dort zur Kur weilte. Am letzten Abend war eine Tanzveranstaltung, zu der ich vergeblich auf den Jungen wartete. Plötzlich stand er an meinem Tisch und sagte: »Komm, wir gehen ein bisschen an die Luft.« Er ging mit mir zu einer Bank, sagte: »Leg dich hin!« Ich dachte, er meinte, ich solle mich ausruhen. Dann muss alles ganz schnell gegangen sein. Ich merkte einen Stoß im Leib und wusste, hier kann was nicht stimmen. Ich war dabei, aber auch wieder nicht, denn ich hatte nichts empfunden, nur Angst und Ekel, ich war wie benommen, ganz steif. Schließlich sagte er: »Nimm einen Waschlappen und mach dich sauber«, was ich dann auch tat.

Am nächsten Tag fuhren wir wieder nach

Hause. Er verhielt sich so komisch und sah mich überhaupt nicht an. Er sagte nicht einmal »Auf Wiedersehen«. Alles war verpufft, und heiraten wollte er mich scheinbar auch nicht mehr. Ich fand mich da nicht zurecht. Hätte mich jemand richtig aufgeklärt, wäre ich gewappnet gewesen und so etwas wäre mir bestimmt nicht passiert.

Zu Hause fiel Mutter dann nach einer Weile auf, dass meine Regel ausblieb. Ich musste es ihr eingestehen, aber dafür hatte ich schon wieder eine Tracht Prügel weg. Was nun machen? Mein Bruder Dieter hatte an die Mutter des Jungen geschrieben und sich beschwert. Sie antwortete, dass ihr Sohn so etwas nicht tun würde und schob alles auf mich ab. Er hat sich nie wieder nach mir erkundigt. Mutter beruhigte sich dann und kochte mir täglich einen bestimmten Tee, den ich trinken sollte. Nach ein paar Wochen kam mit dem Urinieren eine kleine Kugel heraus; damit war diese vermaledeite Angelegenheit erledigt.

Wegen dieser Geschichte konnte ich nie ein richtiges Sexualverhalten entwickeln, nie habe ich mich bedingungslos hingegeben. So hatte dieser Urlaub eine schlechte und schmerzliche Erfahrung für mich bereitgehalten, ein böses Erwachen!

ERSTE ARBEITSSTELLEN

Nach Beendigung der Lehre begann ich in der Konsumgenossenschaft GmbH Pulsnitz als Sekretärin. Ich war nicht gut, denn wie ich schon erwähnte, lag mir das Arbeiten an der Schreibmaschine nicht sehr. Die Kolleginnen und Kollegen waren alle nett zu mir. Am Anfang musste ich auch Lehrgeld zahlen, denn ich bekam den Auftrag, die Gewichte für die Wasserwaage zu suchen. Da ging ich von Zimmer zu Zimmer, aber nirgends waren sie zu finden. Eine Kollegin wollte sie suchen, also hatte sie auch nicht gewusst, dass es gar keine dafür gab. Ein Kollege, der Herr Gräme aus Ohorn, war wie ein Vater zu mir, denn er kannte meine familiären Verhältnisse. Der Leiter, Herr Schulz, gab mir auch einen Tag pro Monat frei, wenn ich große Wäsche hatte.

In der Buchhaltung gefiel es mir gut, da waren Helga, Monika und Frau Mißbach. Hätte ich mich vielleicht einmal danach erkundigt, hätte ich eventuell auch in die Buchhaltung überwechseln könne.

In diese Zeit fiel auch meine erste Tanzstunde. Beim ersten Abend hatte der Günter Bauerdorf mich in Beschlag genommen, und das bedeutete, dass er mit mir die Tanzstunde absolvieren wollte. Ich konnte ihn nicht leiden, er war so dick. Beim Kränzel sagte mir sein

Vater, dass er mich gerne als Schwiegertochter sehen würde. Sie hatten eine Tankstelle, da hätte ich mich in ein warmes Nest setzen können. Ich habe mich aber nicht anfassen lassen von ihm, und einen Kuss wollte ich schon gleich gar nicht haben. Einmal waren wir in seiner elterlichen Wohnung, da sind mir zum ersten Mal die Augen aufgegangen, wie eine richtige Wohnung aussehen kann und wie ärmlich wir dagegen dran waren.

Wir besuchten auch seinen Freund zu Hause. Dessen Eltern besaßen eine Pfefferküchlerei. Dort war es noch nobler. In der Werkstatt standen Säcke voller Schokolade. Er ließ uns davon kosten, es schmeckte sehr gut.

Günter ›revanchierte‹ sich dann wegen meiner Zurückhaltung ihm gegenüber bei mir, indem er mich beim Tanzstundenball sitzen ließ. Aber Herr Tübel, der Lehrer, besorgte mir aus Anstand einen Ersatzpartner, und ich erhielt wegen dieses Reinfalls sogar eine Einladung für eine zweite Tanzstunde. Da feierte ich mit dem Bernd, dem ich sehr zugetan war. Er hatte aber dann eine andere Freundin; ich bin ihm dennoch ziemlich lange hinterher gerannt. Vergessen konnte ich ihn lange nicht.

Im Tanzsaal kamen unterdessen die Petticoats und die langen Hosen für Mädchen in Mode.

Als ich hörte, dass beim VEB Polydor eine

Stelle als Materialbuchhalterin frei werden würde, bewarb ich mich und wurde auch eingestellt. Aber die neue Stelle entpuppte sich als Reinfall. Erstens herrschte dort unter der Belegschaft des Büros keine Kollegialität; jeder arbeitete für sich und hatte für den anderen kein Wort übrig. Zweitens hatte ich nur am Monatsende ein paar Buchungen durchzuführen, ich hatte sonst keine Arbeit und konnte mich nicht beweisen. Die ganzen Tage vertrödelte ich mit einer Freundin und machte mich dann beizeiten aus dem Staub. Ich wechselte zum VEB Metallverarbeitung als Finanzbuchhalterin.

Als M erfuhr, dass ich die Arbeitsstelle wechseln wollte, war Krieg angesagt; es wurde wieder nur geschimpft und gemeckert; ich war alles, nur kein Mensch mehr. Das war im Dezember 1960. Daraufhin kündigte ich an, dass ich niemandem zu Weihnachten etwas schenken würde, was ich dann auch tat. Das war meine Revanche für die Toberei.

Am ersten Feiertag wollte ich zum Tanz gehen – wollte! Plötzlich war mein neues Kleid weg, das hatte sie in der Bodenkammer eingeschlossen. Zudem durfte kein Licht brennen, nur eine Kerze, und die Küchentür war abgeschlossen. Laufend brüllte und schimpfte sie und sagte: »Heute bringe ich dich um!« Angst bekam ich da, auch mit meinen 18 Jahren. Da unsere Toilette im Hof war, konnte das für mich die Rettung sein. Ich meldete mein Bedürfnis bei ihr an und durfte hinunter gehen. Da lief ich ohne Mantel schnell in das Kulturhaus und suchte meinen Bruder Dieter. Ich brauchte unbedingt seine Hilfe. Der kam Gott sei Dank mit und befahl M, das Kleid herauszurücken und mich zum Tanz gehen zu lassen.

Ja, ich ging also doch noch tanzen. Da traf ich die Ursula Wehofsky, ihr erzählte ich das alles und sie sagte: »Komm zu uns, da kannst du eine Weile wohnen.« Ihre Eltern kannten mich, denn ihr Vater war der Trainer unserer Akrobatikgruppe.

Diese Tage taten mir sehr gut. Sie fragten mich nach nichts, und darüber war ich froh. Von dort ging ich für die nächste Zeit zu meiner neuen Arbeitsstelle und zurück. Mittlerweile hatte M wieder ihre alte Masche drauf, denn sie beauftragte eine Bekannte, zu Wehofskys zu gehen und zu erzählen, was ich für »ein schlechtes Mensch« wäre. Ich wäre nicht mehr nach Hause gegangen, ich wollte mich nach einem Zimmer umsehen, aber dann nach zwei Wochen holte mich M höchstpersönlich mit dem Schlitten ab, auf den ich meinen Koffer stellen konnte.

Im August 1961 wechselte ich vom VEB Polydor zur Spulenfabrik um. Ich begann dort als Finanzbuchhalterin. Dies wurde für mich zu einer großen Bewährungsprobe, denn ich hatte nur für einen Tag meine Vorgängerin um mich, danach musste ich sehen, wie ich klarkam. Ich hatte keine Ahnung von Kontengruppen, von Finanzkonten, von deren Beziehung untereinander, geschweige denn von einer Bilanz. Doch ich hatte mich binnen kurzer Zeit in diese Arbeit eingefuchst, war aussagefähig und stand hinter meinen Zahlen.

Der Hauptbuchhalter, Herr Zimmermann, hatte kein Geschick, jemandem etwas beizubringen, aber an die Brust wollte er mir langen, da habe ich ihm eine geknallt. Eines Tages sagte er zu mir: »Was haben Sie mit den 20,00 Mark gemacht, die gestern bei der Lohnauszahlung übrig geblieben sind?« Ich war ganz perplex und konnte gar nicht antworten. Dann stellte sich heraus, dass ein Fehler in der Lohnbuchhaltung vorgelegen hatte. Eine Entschuldigung hielt er aber nicht für nötig.

In der Abteilung hatten mich auch alle gern, egal ob in der Verwaltung oder in der Produktion. Man hatte es mir so natürlich nicht gesagt, aber so etwas merkt man einfach.

Im Sommer 1961 wurde die Buchhaltung ausgesondert und kam mit in das Büro des Silesia-Unternehmens. Das Büro war in der Innenstadt bei Uhrmacher Vogel untergebracht. Wir hatten zwei Räume, in dem einen zur Straße saßen Herr Zimmermann und Herr Schumann, im anderen, dem Garten zugewandt, Hilde aus

Kamenz, Käte und ich. Hilde betreute die Buchführung des Silesia-Werkes, was uns angegliedert war, Käte machte die Kostenrechnung und ich hatte mein Ressort. Den Zwischenraum konnten wir zum Händewaschen und zum Kaffeekochen benutzen.

Eines Tages erfuhr ich hinten herum, dass Mutter in der Lohnbuchhaltung gewesen war und meine Lohnsteuervergünstigung angezweifelt hatte, den Betrag, den ich ihr monatlich abgab. Auch vor so einer Frechheit schreckte sie nicht zurück, sie war eben mit allen Wassern gewaschen.

Herr Schumann schenkte mir mal eine Tafel Schokolade, warum, das weiß ich bis heute nicht, aber gelacht haben wir alle drei. Dem Herrn Zimmermann haben wir mal eine Kohle in die Aktentasche gesteckt, die er brav mit nach Hause trug, aber uns gegenüber am nächsten Tag nichts davon erwähnte. Hatte einer von uns Geburtstag, gab es immer eine Tasse Kaffee und ein Stück Kuchen. Dies waren unsere kleinen Freuden im Arbeitsalltag.

Einmal schickte mich Hilde nach Pralinen zu Zuckerwaren-Kühne. Es herrschte Knappheit und ich aß so gerne welche. Als ich ihn danach fragte, fing er an zu singen: »Ein Schiff wird kommen …« Da haben wir dann mächtig gelacht.

Die Frau Vogel heizte, wenn es nötig war,

und hielt unsere Räume sauber. Immer wenn sie Geburtstag hatte, waren wir schon gespannt auf ihren Kuchen. So machte mir die Arbeit Spaß und Freude. Manches Mal aber saß ich schon morgens verweint am Schreibtisch, da es wieder Theater mit Mutter gegeben hatte.

Vom Sommer 1961 bis Sommer 1962 besuchte ich einen Erwachsenen-Qualifizierungslehrgang mit dem Facharbeiterabschluss ›Industriekaufmann‹.

Ich bestand diesen bei der praktischen und theoretischen Prüfung mit ›Ausgezeichnet‹, worüber ich mich natürlich sehr freute. Wenn nur alles so schön gewesen wäre – aber wie oft hat es mich davor gegraut, nach Hause zu gehen? Eigentlich immer. Mutter wusste genau, wie sie einen Menschen treffen konnte. Einmal sagte sie zu mir: »Du altes Zigeunerweib! Du weißt sowieso nicht, wo du her bist!« Sagt das eine Mutter zu ihrem Kind? Solche Sätze habe ich bis heute nicht wirklich vergessen können.

Mein 20. Geburtstag am 19.01.1963 war ein großes Erlebnis für mich. Es war ein Sonnabend, da wurde damals noch bis Mittag gearbeitet. Herr Rosenkranz und Herr Bräuer hatten eine Besprechung mit Zimmi, und die ging ewig. Im Ratskeller hatte ich für uns drei Platten bestellt, die ich nicht holen konnte, so lange Zimmi da war. Er merkte, dass etwas im Gange war, weil wir zum Arbeitsschluss sitzen blieben. Er ging nach einer Weile und wir konnten in Ruhe die Platten holen. Dem Herrn Rosenkranz hatte Hilde gesagt, dass wir noch ein bisschen feiern wollen, weil ich eben Geburtstag habe. Die zwei Chefs gingen dann schließlich auch, kamen aber bald wieder – mit Wein, Likör und Sekt. Wir haben gesoffen wie die Profis und waren bald alle blau. Nachmittags gegen vier lösten wir die Runde auf, denn ich musste nach Hause, weil ich Gäste hatte, meine Freundin und meinen Freund. Frau Vogels Tochter, die Helga, schaffte mich nach Hause.

Von Weitem schon schaute Mutters Kopf aus dem Fenster, da wusste ich, es gibt wieder ein Donnerwetter. Allerdings war ich voll wie tausend Mann.

Als zum Abend mein Freund zu Besuch kam, meinte er, er sei noch nie betrunken von Arbeit gekommen. Das war mir alles egal, denn richtig nüchtern wurde ich den ganzen Abend nicht mehr.

DER FREUND AUS BAD SCHANDAU

Im Juli 1961 fuhr ich mit Gisela Hanusch in die Ferien nach Bad Schandau. Einmal gingen wir tanzen. Als ich so dasaß und schaute, kamen ein paar Jungs die Treppe herunter und einer direkt auf mich zu. Er lud mich zum Tanzen ein. Er gefiel mir auf den ersten Blick – und er wurde meine große Jugendliebe. Wir hatten einen tollen Abend, und nach dem Tanz brachte er mich noch bis zu unserer Unterkunft. Am Sonntagmorgen stand er mit seinem Fahrrad an der Haustür. Er erzählte mir, dass es noch eine Schlägerei wegen mir gegeben hatte. Ein anderer seiner Freunde wäre auch gern mit mir gegangen. Er stand nun vor der Tür, und wir verabredeten uns für den Nachmittag und dann weiter für jeden Tag, den ich noch dort war.

Als ich wieder zu Hause war, schrieben wir uns und besuchten uns gegenseitig. Für mich war er der Schönste und Beste. Er stellte mich seiner Mutti vor, wir empfanden sofort Sympathie füreinander. Die Wohnung war klein, aber gemütlich eingerichtet. Seine Eltern waren auch geschieden, der Vater lebte in Dresden, hielt aber Kontakt zu seinem Sohn.

Als wir ein paar Wochen zusammen waren, sagte er im Zug einmal zu mir: »Reni, Weihnachten verloben wir uns. Alle Leute sollen sehen, wie wir zueinander stehen.«

Ein paar Mal liebten wir uns mit einer Inbrunst und Lust, wie ich es kaum wieder erfahren habe.

Leider ging diese Beziehung dann aber in die Brüche. Ich war zu ihm gefahren, weil er nicht zu mir gekommen war. Da er mich nicht hineinließ in die Wohnung, ging ich zurück zum Bahnhof und er kam mir hinterher. Er meinte, dass Schluss sei, dass er mir geschrieben habe und der Brief bereits im Briefkasten sei. Er fuhr mit mir noch bis Dürrröhrsdorf und sagte: »Reni, tue dir nichts an.«

Es kam kein Brief, ich habe die Vermutung, dass ihn M vor mir versteckt hatte. Sie konnte den Jungen nicht leiden und sagte mir, ich solle nicht herumflennen wegen dieser »Schießbudenfigur«. Sie sagte gern etwas, was einem das Herz schwer machte.

Ich habe ihn nie richtig vergessen können. Ich habe lange Zeit keinen Tanzsaal von innen gesehen, ich habe getrauert um ihn, ständig liefen die Tränen die Wangen hinunter, für nichts hatte ich Interesse.

Das wurde meiner Schwägerin Bärbel dann aber zu bunt, und sie sagte eines Sonnabends: »Heute gehst du ins Kulturhaus tanzen.«

Ich ging, ohne innere Freude. Dieser Tanzabend aber wurde für mein Schicksal bestimmend.

Dietmar

Am 11.11.1961 ging ich ohne innere Erwartung zum Tanz, wie es Bärbel mir geraten hatte. Ich kam zur Tür herein, ich sah Dich und Du holtest mich gleich zum Tanz. Deine Augen hatten es mir angetan, die von Vertrauen und Güte sprachen. Eigentlich habe ich nie mit Jungs getanzt, die nicht so groß waren, da warst Du eine Ausnahme. Du hast mir auch erzählt, dass Du mich im Mai schon mal gesehen hättest, aber dann wäre ich nicht wieder aufgetaucht. Ja, ich habe Dir in der Pause beim Spazierengehen erzählt, ich hätte eine große Enttäuschung hinter mir und dass ich noch nicht darüber hinweg wäre. Darauf antwortetest Du mir: »Darf ich warten?« Das hatte mich ganz überrascht, aber ich empfand Sympathie für Dich, und Deine Worte schmeichelten mir, taten mir gut. Wir trafen uns dann wieder beim Tanz und später auch unter der Woche. Meistens kamst Du mit Deinem SR Moped oder mit dem Fahrrad. Nun gingen wir also zusammen. Zu Weihnachten waren wir auch tanzen, und ich wusste immer noch nicht, wie alt Du bist, denn Du warst sehr schweigsam, genau wie heute noch. Auf meine Frage hin sagtest Du, dass Du 17

seiest. Mich hatte es bald umgeworfen, denn ich wurde ja schon 19. Ja, nun wollte ich ihn loswerden. Aber ich schaffte es nicht. Im Frühjahr dann wollte ich wissen, ob Du mich liebst. Ich steckte mir einen Messingring an und erklärte Dir, ich sei verlobt und mein Verlobter sei zurzeit bei der Armee. Da hast Du Dich betrunken und Dich nicht mehr bei mir sehen lassen. Das war auch eine Erklärung.
Meistens saß ich mit Marion in der Nähe der Eingangstür, ich mit dem Rücken zu dieser – Marion sollte mir Bescheid geben, falls Du auftauchst. Wenn Du da warst, war ich wie umgewandelt und die Mädchen sagten: »Renate, Du liebst ihn.« Ich habe das lange abgestritten, ich wollte es nicht wahrhaben, aber ich habe dann in mich hineingehört, wo eine keimende Liebe entstand.
Im Sommer 1962, nach Deinem Urlaub, wurden wir intim und wir vereinigten uns körperlich. Ich war für Dich die erste Frau; nun gehörten wir richtig zusammen. Es war ein schönes Gefühl, zu lieben und geliebt zu werden.
Zu Deinem 18. Geburtstag 1962 holte ich Dich in Gersdorf vom Bahnhof ab. Ich gratulierte Dir und schenkte Dir ein Reisenecessaire und ein Bild von mir. Gesagt hast

Du nichts weiter, wie immer, aber sicherlich hast Du Dich darüber gefreut. Danach fuhr ich wieder zurück nach Pulsnitz.
Zur Kirmes bei Euch in Gersdorf haben mich Deine Eltern zum ersten Mal eingeladen. Gleich als ich bei Euch in die Wohnung kam, umgab mich eine Ruhe, die ich gar nicht gewöhnt war. Deine Eltern schauten mich mit gütigen Augen an und hießen mich herzlich willkommen. Wir zwei aßen Abendbrot, Deine Mutti sagte: »Bei uns wird richtig geschmiert.« Das habe ich dann auch getan, aber die Schnitten habe ich fast nicht hinter bekommen. Dann gingen wir zum Tanz bei Euch. Wir hatten viele Zuschauer, denn wir tanzten immer offen – Rock'n'Roll. Ich übernachtete bei Dir, es war schön mit Dir in einem Bett, aber am Morgen gingst Du in das leer stehende bei Deinen Eltern. Deine Mutti hatte Bedenken, weil Du noch so jung warst. »Ach, machen Sie sich keine Sorgen«, sagte ich.
Das Weihnachten 1962 kam heran und von Deinen Eltern bekam ich 100 Mark geschenkt. Das erste Mal in meinem Leben, dass ich so etwas bekam. Dafür habe ich mir einen kleinen goldenen Ring gekauft, weil ich schon immer einen haben wollte, obwohl mir das Geld eigentlich zu schade

dafür war. Als ich 18 Jahre alt war, hatte ich mir einen großen Kleider-Wäsche-Schrank gekauft, ich hatte meine Aussteuer und 1000 Mark auf dem Konto. Ich war sehr sparsam. Du bliebst den ersten Feiertag über bei mir, und das nahm Dir Deine Mutti sehr übel.

Am 12.01.1963 war es in aller Liebe passiert, und ich wurde schwanger. Obwohl ich einen gehörigen Schreck bekommen hatte, dauerte es nicht lange und ich freute mich auf mein Kind. Ich war noch jung, aber zu unserer Zeit war das kein untypisches Alter, um Mutter zu werden. Mein Mann war ja noch jünger. Auf Arbeit sagte ich, es seien Magenverstimmungen. Aber meine Kollegin Hilde nahm meinen Matrosen, den ich auf dem Schreibtisch sitzen hatte, in die Hände und sagte: »Ja, ja, die Matrosen.« Da wusste ich Bescheid und ich brauchte mich nicht mehr zu verstellen.

Die erste Hälfte der Schwangerschaft musste ich mich ständig übergeben, Tag für Tag. Das war nicht mehr feierlich. Dietmar war zu Hause zum Kettenraucher geworden und seine Mutti ahnte Schlimmes. Ich schrieb ihm einen Brief und teilte ihm das Ereignis mit. Den Brief gab er seiner Mutter. Nun war alles heraus. Seine Eltern waren natürlich nicht begeistert und machten ihm heftige Vorhaltungen. Meine

Mutter dagegen schimpfte dieses eine Mal nicht.

Alles ging seinen gewohnten Gang weiter. Erst gingen wir noch tanzen, aber als dann meine Schwangerschaft sichtbar wurde, ließen wir es.

DIE ENTBINDUNG

Am 28.09.1963 hatten wir uns in Gersdorf bei einem Freund verabredet. M sagte noch: »Fahre nicht, das Kind kommt heute.«

»Der Entbindungstermin ist erst am 12.10.!«, behauptete ich kühn und fuhr los.

Bei seinen Eltern angekommen, wurde mir warm und es begann zu ziehen im Bauch. Ich sagte zunächst nichts, denn ich dachte, es würde bald wieder vorbeigehen.

Wir gingen zu Bernd, da musste ich schon laufend auf der Straße stehen bleiben – ich hatte bereits Wehen.

Wir kamen bei Bernd an und er fragte: »Wie geht es dir, Renate?«

»Alles gut«, entgegnete ich.

»Hoffentlich geht es nicht bei uns los«, erwiderte er etwas besorgt.

Und er sollte recht behalten. Wir setzten uns ans Fernsehgerät. Es lief eine Unterhaltungs-Sendung, mit dem Komiker Herricht und einer Kuh, und alle zwei Minuten zog es in meinem Bauch wie verrückt. Ich sagte immer noch nichts. Auf der Toilette ging Blut ab, und da wusste ich: Jetzt wird es ernst. Das hatte mir Mutter mal gesagt. Wir bestellten ein Taxi und gegen halb eins fuhren wir in Richtung Heimat. Angekommen sagte Mutter: »Siehste, ich hab doch recht gehabt!«

Ich lief von einem Zimmer zum anderen, um die Schmerzen zu verdrängen. Da holte M eine Frau und bat diese um Rat. »Sofort den Krankenwagen bestellen!«, sagte sie.

Dietmar ging los, um zu telefonieren. Der Krankenwagen kam und ich wurde nach Radeberg ins ›Storchennest‹ gefahren. Da war es halb 11.

Im Kreißsaal schaute die Hebamme nach und verbot mir das Pressen, denn das Kind lag in Steißlage. Sie rief den Doktor. Der kam aber zu spät; mein Söhnchen war schneller, die Beinchen kamen allein herausgepurzelt. Allerdings hatte er sich die Nabelschnur fünfmal um den Hals gewickelt.

Die Entbindung machte mir körperlich überhaupt nichts aus, am nächsten Tag konnte ich schon wieder Spagat. Aber es kamen traurige Wochen auf mich zu. Man schaffte meinen Heiko wegen Ernährungsstörungen in die MAK Dresden. Da weinte ich nur noch sodass man mich einen Tag eher entließ als geplant. Aber das Körbchen zu Hause war leer.

Heiko lief beim Trinken immer blau an. Glücklicherweise stellten die Ärzte fest, dass es keine angeborene Erkrankung war und man das Problem schnell beheben konnte. Nach reichlichen drei Wochen durften wir ihn schließlich heimholen.

Als ich ihn zum Einwindeln und Anziehen

bekam, war ich so erschrocken, weil er total wund war – das Pullerchen und der Po, alles war rot. Das tat mir ungeheuer leid.

Zu Hause dann begann also die Säuglingspflege. Da war mir M einmal eine gute Beraterin, denn ich wusste nicht viel darüber. Das war eine gute Tat von ihr.

Im September hatte Dietmar seinen ersten Lohn als Facharbeiter erhalten, den er mir gab. Das werde ich nie vergessen. Er hat von seiner Jugend nicht viel gehabt, denn er wurde mit seinen gerade einmal 19 Jahren ein recht junger Familienvater. Aber andersherum konnte ich ja auch nichts dafür, dass er sich in mich verguckt hatte. Es dauerte nicht lange, und die Sticheleien von M fingen an: es ging ums Heiraten. Das sollte uns monatelang belasten.

HEIRAT, EIGENE FAMILIE UND BERUFSLEBEN

1964 BIS 1975

Anfang 1964 hatte Mutter nur ein Thema: Wann wird endlich geheiratet? Wir hielten das nicht mehr aus. Mit uns war sie in Gersdorf zu Besuch, dort legte sie los mit ihren Beschimpfungen. Ich schämte mich so vor meinen zukünftigen Schwiegereltern; ich hätte im Erdboden versinken können. Zu Hause beschimpfte sie Dietmar und sagte zu ihm, dass er ein versoffener Steinbrucharbeitersohn sei und seine Mutter eine liederliche Liese. Jeder andere Kerl wäre abgehauen. Er kam aus einem ruhigen Elternhaus in unser niederträchtiges hinein. Ich denke manchmal, er muss mich doch sehr geliebt haben, dass er das ausgestanden hat.

Irgendwann, wieder bei so einem Auftritt von Mutter, sagte er: »In 14 Tagen wird geheiratet.«

Und so kam es auch: Am 12.02.1963 gingen wir mutterseelenallein auf das Pulsnitzer Standesamt. Uns war freudig, aber auch traurig zumute. Nach der Zeremonie gingen wir zum Fotografen und anschließend Mittagessen in den Ratskeller. Zu Hause war dann alles wie jeden Tag: Wir tranken Kaffee und aßen Abendbrot, das war unser Hochzeitstag. Dietmars Eltern war das gar nicht recht und sie beschlossen, eine richtige Hochzeit auszurichten, und zwar zu Ostern. Es wurde ein großes Fest. Am tollsten wurde zum Polterabend gefeiert. Da waren die Pulsnitzer Handballer da, die machten das Kraut fett. Der eine, Wimmer Rolf, war so voll, den fanden wir in Schwiegervaters Bett wieder. Gegen 3.00 Uhr war Ruhe. Wir sind nur wenig zum Schlafen gekommen, denn morgens mussten wir den ganzen Schrott, den die Leute zum Poltern verstreut hatten, ja wieder wegräumen.

In der Kirche war es feierlich, aber wir empfanden das nicht so, wir waren ja schon seit sechs Wochen verheiratet. Wir taten es auch nur, weil die Eltern es so wollten. Sie bezahlten alles, die ganze große Feier – außer die Gebühren für die Kirche, das erledigten wir beide.

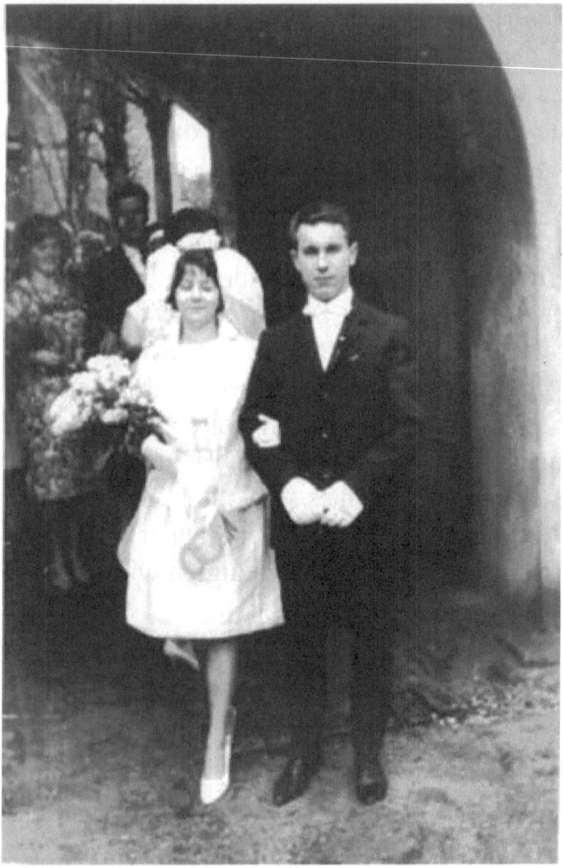

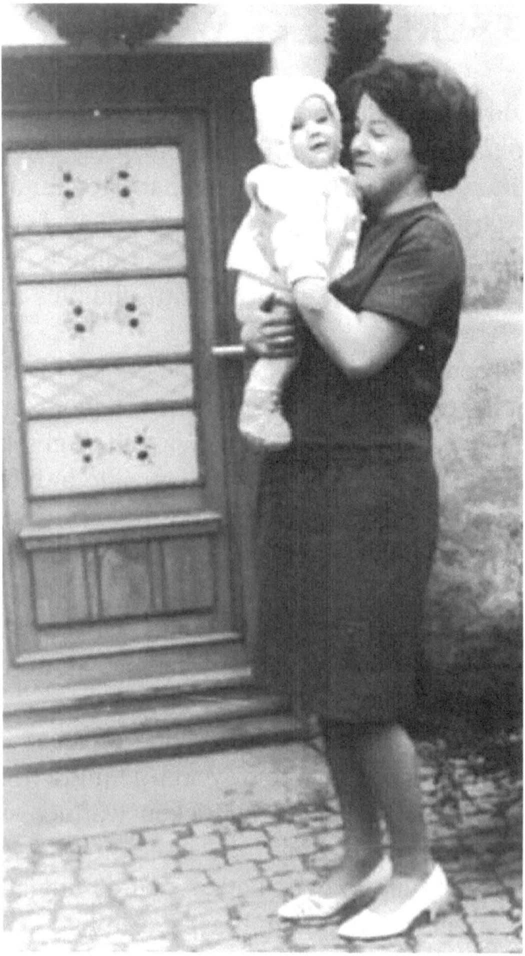

UNSERE ERSTE WOHNUNG

Im Frühjahr 1965 richteten wir uns unsere erste Wohnung ein, auf dem Flur gegenüber meiner Mutter, nachdem der Flurnachbar, Herr Endrulat, gestorben war. Dass dies ein großer Fehler war, sollte ich noch früh genug erfahren, denn ich war meiner Mutter trotzdem schutzlos ausgesetzt.

Unsere Wohnung bestand aus einer kleinen Küche, einer kleiner Stube, einem Kinder- und einem Schlafzimmer. Die Wasserleitung befand sich im Hausflur, das Plumpsklo auf dem Hof.

Wenn Mutter etwas nicht passte, knallte sie die Flurtür zu und die ihre gleich mit, meckerte laut … Es war furchtbar. Wenn wir sie nicht zum Fernsehen eingeladen hatten, ging die Knallerei von vorne los.

Eines Abends habe ich sehr gefroren und hatte es mir bei meinem Mann gemütlich gemacht; er sollte mir den Rücken wärmen. Da kam Mutter unvermutet zur Tür herein. Sie deutete die Situation ganz anders, wurde unglaublich unverschämt und ging wieder in ihre Wohnung.

Es passierte durchaus einmal, dass sie all unsere Sachen, die sich bei ihr befanden, und sogar Einweckgläser in den Korridor schmiss, wenn etwas schief gegangen war. Sie hatte keine Ursache, sich derart aufzuregen, denn sie hatte viel Gutes von uns. Ich habe sie mitunter voll beköstigt. Einmal hatte ich nur vier Bockwürste gekauft, für unser befreundetes Ehepaar und für uns. Das hatte sie spitz bekommen und dem Heiko tüchtig eingeheizt, dass sie gewiss nichts abbekommen werde. Manchmal war das Geld auch verdammt knapp, sodass es auf jede Mark ankam und wir nicht noch eine Person hätten mit durchfüttern können.

Als ich zum Frauenarzt nach Dresden gefahren war, ohne sie um Erlaubnis zu bitten, war den ganzen restlichen Tag der Teufel los. Was hab ich mir alles bieten lassen müssen.

Schwiegermutter hatte von sich aus angeboten, die weiße Wäsche mitzuwaschen, weil sie eine Waschmaschine hatte. Sonnabends, gleich am Vormittag, fuhren wir nach Gersdorf zu ihr, da ging es los mit der Wäsche, und über Nacht trocknete sie und wir konnten sie am nächsten Tag wieder mitnehmen. Mutter zu Hause tobte natürlich, die Wäsche konnte nicht richtig gewaschen worden sein in dieser kurzen Zeit. Ich hatte nur Scherereien. Fünf Jahre mussten wir das aushalten.

Im Frühjahr 1965 kam der Einberufungsbefehl für meinen Mann zur Nationalen Volksarmee. Er musste zur Grenzsicherung nach Pferdsdorf in Thüringen. Der Abschied fiel uns schwer, denn wir waren noch nie getrennt gewesen. In den Morgenstunden musste er fort, und erst ein Vierteljahr später kam er auf Urlaub nach Hause.

Da der verheiratete Partner eine Unterstützung von 200 Mark bekam, kündigte ich bei der Spulenfabrik und inserierte in der Zeitung wegen einer Halbtagsstelle. Diese Gelegenheit wollte ich mir nicht entgehen lassen, schon wegen unseres Jungen. Es meldete sich die VEB Energieversorgung und bot mir eine Stelle als Sekretärin an. Nach einem Vorstellungsgespräch beim Leiter dieses Betriebes, Herrn Graf, stand einem Anfang nichts mehr im Wege. Für mich war das ein ganz neues Gefühl; ich wurde ruhiger, fühlte mich nicht mehr so abgehetzt und hatte viel Zeit für unseren Heiko. Nachmittags habe ich oft mit ihm gebastelt oder gespielt. Das hat ihm auch gut getan.

Wie war das nun bei der neuen Arbeitsstelle? Es war eine Brigade von circa 15 Männern, drei männlichen Verwaltungskräften und mir. Ich war dort bei allen beliebt und der Hahn oder besser ›das Huhn‹ im Korb. Meine Arbeit bestand aus dem Führen der Lohnkonten und schriftlichen Arbeiten. Da ich aber sehr wenig Geld hatte, gab mir der Chef die Möglichkeit, die Räume zu säubern; das waren auch 200 Mark im Monat.

Ich habe tüchtig darben müssen, weil ich einen Kühlschrank zusammensparen wollte, und das tägliche Leben war auch teuer. Da haben Heiko und ich uns kaum etwas geleistet.

Vom Betrieb her wurde ich mit Holz und Ziegeln versorgt; auch wenn ich mal gerne essen gehen wollte, gingen die drei Kollegen mit. Der Chef war in mich vernarrt, ich ahnte zwar etwas, hielt es aber für väterliche Freundschaft. Alle anderen aber wußten von seinen Gefühlen, nur ich nicht. Einmal bat er mich, ich solle Otto zu ihm sagen; das kam mir so lächerlich vor.

Als wir einmal gemeinsam in Dresden waren, fuhr er heimwärts durch den Wald, hielt an und fragte: »Hast du Angst?«

Ich fragte zurück: »Warum denn?« Doch etwas mulmig war mir schon und er hatte es mir angemerkt.

Wochen später, als mein Mann auf Urlaub kam, lief der Junge in der Küche hin und her und rief immer: »Mutti Muh, Mutti Muh.« Also hatte er ein gutes Gedächtnis.

Im Frühjahr 1966 bekam ich die Gelbsucht. Mein Mann war auf Urlaub dagewesen, anschließend war mein Heiko etwas gelb in den Augen, das verging aber wieder. Dann fing es bei mir an: Ich war immer müde, hatte wenig Appetit und einen starken Druck im Bauch. Da bin ich zum Hausarzt und dieser überwies mich gleich ins Krankenhaus: Hepatitis. Ich musste

Tag und Nacht auf dem Rücken liegen. Ehe eine Besserung eintrat, vergingen Wochen. Dabei erlebte ich Schönes und Schlimmes. Das Schöne war, dass mir mein Chef ein Osternest gebracht hatte. Wenn der Heiko kam, rief er immer: »Ich bin die ganze Mutti.« Er kam oft mit der Omi.

Eines Tages war die Schwiegermutter da und fragte, ob sie den Jungen mal zum Wochenende bekommen könnten. Ich sagte: »Natürlich.«

Sie freuten sich, aber ich hatte für den Rest meines Krankenhausaufenthaltes nichts mehr zu lachen. Das hatte Mutter mir so übel genommen, dass sie mir einen ihrer allzu bekannten, gemeinen Briefe schrieb. Darin war ich wieder alles, nur kein Mensch. Diesen Brief spielte ich meinem Bruder zu, er sollte auch mal wissen, was Mutter so drauf hatte. Als ich dann entlassen wurde, gab sie mir zum Empfang nicht mal die Hand. Und dabei hatte sie sich von meinem Geld zwei Kleider kaufen dürfen. Sie war einfach undankbar bis zum Gehtnichtmehr.

Mein Bruder wollte mir meine Uhr zum Uhrmacher schaffen. Ich warf sie ihm herunter, aber er konnte sie nicht finden, ich musste ja vom Fenster aus dem ersten Stock alles bewerkstelligen, denn Besuch durfte keiner herein. Dietmar hatte Sonderurlaub bekommen, dies war schmerzlich für uns beide, weil wir uns wegen der Ansteckungsgefahr nicht berühren durften. Ich war neun Wochen dort, länger als die anderen Patienten.

Durch den Betrieb bekam ich 1968 eine Erholungskur nach Bad Berka. Da war ich im fünften Monat schwanger. Dort fühlte ich mich auch allein. Viele verschwanden nachmittags irgendwohin, ich blieb immer im Sanatorium. Mit einer Frau hatte ich mich angefreundet, sie war sehr nett. Sie war aus Leipzig.

Der Arzt entließ mich einen Tag eher, sodass ich nach Leipzig fuhr und bei ihr übernachtete. Auch dort leistete ich mir nichts und gab kaum Geld aus. Ich rechnete mit jedem Pfennig, denn ich wollte jedem etwas mit nach Hause bringen. Ich hatte nur 100 Mark mit. Dem Heiko kaufte ich einen Anorak und ein Auto, der Omi Bohnenkaffee und Pralinen, meinem Mann eine Flasche Likör. Ich freute mich, als ich in Dresden mit dem Zug ankam und mein Bruder Dieter mit dem Auto schon auf mich wartete.

Am 01.12.1969 begann ich beim VEB Stadtwirtschaft als Hauptbuchhalterin. Der Chef, Herr Forker, und ich, wir waren vorläufig die einzigen Mitarbeiter des neu gegründeten Betriebes. Wir hatten nur einen Raum zur Verfügung. Wir besaßen zuerst kein Blatt Papier, keinen Stempel, geschweige denn eine Schreib- oder Rechenmaschine. Den ersten Monat war ich eine Woche in Bischofswerda, um mir in einem gleichartigen Betrieb das Rüstzeug für die Lohnabrechnungen und sonstigen Buchungen zu holen. Mittlerweile fiel ich kurz aus, weil eine Mandelentzündung dazwischen kam.

Am 01.01.1970 begannen wir mit der selbstständigen Arbeit. Bald kam eine Schreibmaschine für mich hinzu. Danach stellten wir eine Lohnbuchhalterin ein, die aber leider ›von Tuten und Blasen‹ keine Ahnung hatte, wie sich später herausstellte. Die andere Kollegin, die für den Rechnungseingang und -ausgang verantwortlich war, hatte sich schnell in ihre Aufgaben eingearbeitet. Sie musste die Bezahlung der Eingangsrechnungen vornehmen sowie das Abtragen der bezahlten Ausgangsrechnungen. Am Monatsende musste sie die offenen Beträge mit den Konto-Forderungen sowie den Konto-Verbindlichkeiten abstimmen. Sie hatte ein tüchtiges Pensum zu leisten. Nach wenigen Monaten kam die Kollegin für die Finanzbuchhaltung, die meine größte Stütze war.

Ich verstand mich mit allen gut, außer mit einer Sachbearbeiterin, die sehr unnahbar und mir nicht gewogen war. Auch mit den Kollegen der Produktion verstand ich mich.

Was hatte ich zu erledigen? Die Planung des gesamten Betriebes, die Wettbewerbsvereinbarungen, die Kollektivverträge, den Richtsatzplan für die Bank, den Schriftverkehr für den Chef, Bilanzen und statistische Erhebungen am

Monatsende. Ich war mit beim Rat des Kreises, wenn es um Plandiskussionen oder ähnliche Probleme ging, Preise habe ich ermittelt, meinen Schriftverkehr erledigt, Arbeitsberatungen durchgeführt.

Meine betriebliche Arbeit als Hauptbuchhalterin war meine berufliche Erfüllung, mein Schreibtisch mein Lieblingsplatz. Gut zusammengearbeitet habe ich mit dem Kollegen Naumann vom Rat des Kreises. Er war für uns verantwortlich.

Wenn ein Kollege oder eine Kollegin Geburtstag hatte, gab es mittags eine Kaffeerunde mit einem Stück Kuchen. Wir haben das nie lang ausgedehnt, darauf achteten die Arbeiter.

Einmal im Jahr fuhr ich zur nationalen Hauptbuchhaltertagung nach Binz. Da war immer allerhand los. Der Unterricht ging meist bis 15.00 Uhr, dann vertrieben wir uns die Zeit. Ich war dort immer zusammen mit einer Kollegin aus Bautzen. Auch die monatliche Hauptbuchhaltertagung war immer interessant, da haben wir viel Neues gelernt. Zweimal habe ich dort Vorträge gehalten über die Zusammenstellung des Betriebsprämienfonds und über die Verwendung des Betriebsergebnisses.

Die Zeit meines Studiums war für alle im Betrieb eine Mehrbelastung. Erst war ich wochenlang fort, dann monatelang und zuletzt ein ganzes Jahr. Dass sie alle nicht begeistert davon waren, leuchtete mir ein, aber mich hatten keine zehn Pferde davon abbringen können. Elektronische Rechenmaschinen hatte der Chef für uns versorgt, sie waren einwandfrei, nur ohne Tippstreifen.

Als der Betrieb einen Campingwagen in Kallinchen gekauft hatte, musste eine Brigade hoch, um diesen auf Vordermann zu bringen. Wir waren circa 10 Kolleginnen und Kollegen. Als alles erledigt war, fuhren wir gegen 18.00 Uhr dort weg und landeten schließlich in der Autobahn-Raststätte Freienhufen. Dort gab einer nach dem anderen Sekt aus; erst um 4.00 waren wir zu Hause. Am gleichen Morgen musste ich nach Pirna. Der Chef holte mich aus Bautzen ab. Auf dieser Tagung bekam ich kaum etwas mit, ich hatte Mühe, die Augen aufzuhalten. Später am Vormittag holte mich ein Kollege dort ab und ich war endlich erlöst. Das war ein saurer Arbeitstag.

Wir veranstalteten auch Betriebsfahrten und Betriebsfeste, die immer sehr gelungen waren.

In diesem Unternehmen arbeitete ich bis 1977. Hier war ich bereits oft wegen Depressionen ausgefallen und kam schließlich ins Krankenhaus nach Dresden.

DIE ENTBINDUNG DIRKS AM 04.02.1969

Am 03.02.69 hatte ich in der Stadt etwas zu erledigen, da fiel mir das Laufen bereits sehr schwer. Abends verspürte ich ein leichtes Ziehen im Bauch. Ich ging zeitig ins Bett, fand aber keinen Schlaf. Als mein Mann von der Nachtschicht kam, sagte ich ihm, dass es wohl losginge. Er meinte, ich solle ihn wecken, wenn es soweit sei, und schlief ein. Die Wehen kamen öfter und wurden stärker und mir wurde klar: Es ging los. Gegen 3 Uhr stand ich auf, mein Mann wurde munter, Heiko ebenfalls. Er spürte die Aufregung und musste gleich ins Töpfchen machen. Mein Mann rief einen Krankenwagen, und um 6 Uhr gings nach Großröhrsdorf in die Entbindungsklinik.

Dort angekommen musste ich erstmal in die Badewanne. Dann kam ich in den Kreissaal. Aber meine Wehen verschwanden wieder und ich musste viel laufen. Dann war ich auf der Liege sogar eingeschlummert. In der elften Stunde wurde ich gefragt, ob ich mit einer Spritze, die die Wehen vorantreiben konnte, einverstanden sei. Ich willigte ein, bereute es aber bald: Ich wusste vor Schmerzen nicht mehr, wo hinten und vorne, oben und unten war. Ich schrie nur noch.

Gegen halb 12 kam der Kleine auf die Welt.

Als Vati kam, fragte er nur: »Ist es wirklich ein Junge?« Da war ich richtig gekränkt. Wir besahen uns den Knirps im Kinderzimmer.

Ein Fahrer von der Energieversorgung holte uns ein paar Tage später ab und fuhr uns nach Hause. Heiko leierte gleich mit der Spieldose, um seinen Bruder zu begrüßen. Ich sagte ihm, dass der Dirk noch nichts hören kann; da war er ganz enttäuscht. Dann haben wir ihn auf den Tisch gelegt, gewindelt und ihn uns ganz genau angesehen. Er aß vom ersten Tag an gut und als der Vati nach vier Wochen vom Reservedienst nach Hause kam, wollte er gar nicht glauben, dass dies sein Junge war.

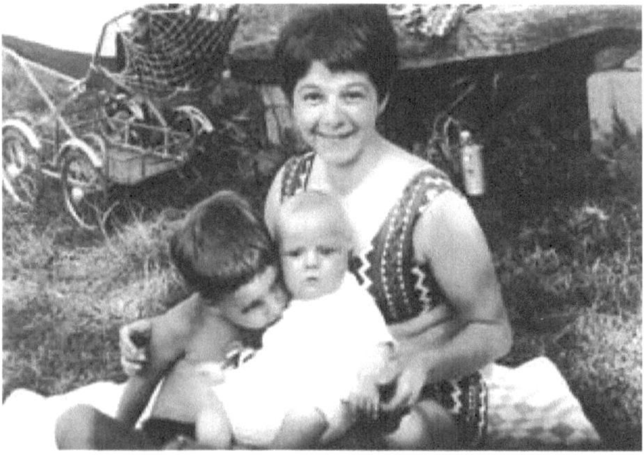

SONDERSTUDIUM

Mein Sonderstudium dauerte von 1970 bis 1974. Es fand in der Betriebsberufsschule des VEB Bandtex Pulsnitz statt. Erst lief es wochenweise, dann ein Viertel- und zuletzt ein ganzes Jahr.

Freilich, wenn ich beim Studium war, lastete auf allen mehr Arbeit. Heute sehe ich es ein, aber das Studium war für mich sehr wichtig.

Ich beendete es mit dem Titel eines ›Ingenieur-Ökonomen‹, was für meine Arbeit nützlich war. Von Anfang an saß meine Freundin, Renate Kühne, neben mir. Sie unterstützte mich, wenn ich krank war. Sie schrieb für mich mit, sodass ich keinen Ausfall hatte.

Das erste Jahr holten wir die mittlere Reife

nach, also den Abschluss der 10. Klasse. Die anderen drei Jahre wurde Wissen der Fachschule Gotha vermittelt. Es gab fast alle Fächer – Mathematik, Deutsch, Russisch, Technisches Zeichnen, Physik, Chemie, EDV, Marxismus-Leninismus. Wir waren alles Frauen etwa gleichen Alters, aber in verschiedenen Berufen und Bereichen tätig.

Während des Studiums fiel ich oft wegen Krankheit aus.

Nach Großröhrsdorf fuhr ich mit dem Fahrrad, mit dem Zug oder mit dem Moped. Mit dem Moped habe ich allerhand Geschichten durch. Ich war beim Fahren nicht wirklich sicher und schon froh, wenn es fuhr und ich an Kreuzungen nicht anzuhalten brauchte. Wenn die Karre stehen blieb, dachte ich oft, sie sei kaputt, dabei hatte ich zum Beispiel nur vergessen, den Benzinhahn aufzudrehen. Bei der Mopedprüfung fiel mir die technische Seite leicht, die praktische Prüfung dagegen sehr viel schwerer. Wir mussten 100 Meter fahren. Mein Mann sagt heute noch, wenn der Prüfer nicht beiseite gesprungen wäre, hätte ich ihn umgefahren.

Wichtiger aber war für mich meine Ausbildung. Meine Noten lagen im Durchschnitt bei 2,0. Ich legte vielleicht zu viel Ehrgeiz an den Tag, denn mit schlechteren Noten hätte ich auch bestanden.

Unsere erste richtige Wohnung ganz für uns allein bekamen wir 1971 auf der Dresdner Straße, Nummer 24, gleich an den Bahnschienen in einem Zweifamilienhaus. Unsere Wohnung lag Parterre und bestand aus einer großen Stube, einer großen Küche und einer Schlafstube. Das Kinderzimmer war eine Treppe höher. Dann gab es eine Bodenkammer, einen Wäscheboden, einen großen Keller, ein Waschhaus, daran das Bad und ein einfaches WC. Ein großer Flur führte zum überdachten Vorhaus. Um das Zweifamilienhaus waren ein Vorgarten, ein Platz für Beete, eine riesengroße Wiese für die Wäsche und für die Kinder zum Spielen. Auch einige Bäumen standen hier.

Eigentlich haben wir uns dort recht wohl gefühlt, nur die Hausbewohner machten uns manchmal das Leben schwer.

Meistens sahen wir uns alle vier erst abends zum Abendbrot. Da berichtete jeder über seine Erlebnisse des Tages, und der nächste Tag wurde geplant. Dann begannen die üblichen Hausarbeiten wie aufwaschen, Schnitten für den anderen Tag schmieren, Sachen für alle zurechtlegen, Schularbeiten kontrollieren und so weiter. Das Eingekaufte hatte ich schon vorher verstaut und etwas aufgeräumt. Freitags wurde sauber gemacht, sonnabends gewaschen und gebadet, montags gebügelt. Das waren die konstant anliegenden Hausarbeiten, die jede

Woche zu erledigen waren.

Als die Kinder noch kleiner waren, mussten sie 20.00 Uhr ins Bett. Dirk meist noch eher. Er schlief am Anfang noch im Kinderbettchen, das in unserer Schlafstube stand. Eines Abends stand der Knirps hinter der Schiebetür zur Stube und sah beim Fernsehen zu. Wir dachten, er würde bereits schlafen.

Wenn ich abends noch einmal ins Kinderzimmer ging, unternahm ich manches Mal eine Fußkontrolle: »Zeigt eure Füße!«, hieß es dann. Die Jungen zeigten mir jeder einen Fuß und ich lobte sie. Wenn ich ging, lachten sie immer. Da gestanden sie mir letztlich, dass sie nur einen Fuß gewaschen hatten, den sie mir dann auch stolz präsentierten.

Ein anderes Beispiel, wie ich meine Kinder erzogen habe: Wir gingen auf eine Geburtstagsfeier mit dem Dirk; er war noch im Vorschulalter. Gleich als er saß, nahm er sich ein Stück Kuchen, er ist ja ein Kuchenfan, genau wie ich. Zu Hause sagte ich ihm: »Dirk, das macht man nicht, man wartet, bis alle Gäste am Tisch sind und die Kaffeetafel eröffnet wird.« Nun, wir waren bald wieder dort eingeladen und saßen an der gedeckten Kaffeetafel, aber der Kaffee wurde erst 1,5 Stunden später serviert. So lange saß Dirk am Tisch, verdrehte die Augen nach dem Kuchen, ohne aber etwas davon anzurühren. Da war ich sehr stolz auf ihn.

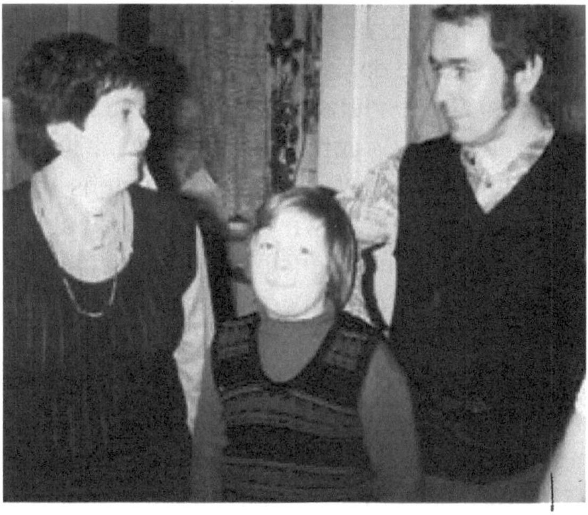

Von meinen Kindern habe ich verlangt, dass sie nicht betteln, keinen großen Mund haben und ihre Schularbeiten ordentlich machen. Sie mussten auch folgen. Aber da hatte ich mit keinem meiner Jungs Sorgen; sie entwickelten sich prächtig und wurden ordentlich, strebsam und arbeitsfreudig.

Was ich von mir sagen muss, ist, dass ich aber innerlich stets aufgeregt war zu Hause. Nie hatte ich Ruhe in mir, und das wirkte sich auch manchmal negativ auf die Kinder und auf meinen Mann aus. Manchen Ärger hatten wir, wenn der Handball dem Familienleben vorging, mit nachträglich stundenlangem Aufenthalt in der Gaststätte. Aus einem Spiel von 60 Minuten wurden so schnell drei bis vier Stunden. Und man saß mit den Kindern sonnabends oder sonntags alleine da. Das empfand ich immer als ungerecht. In den letzten Jahren hat mein Mann das eingesehen. Wenn Mutter kam, war ich immer hinterher so fertig, weil sie meistens Probleme mitbrachte. Als wir einmal im Urlaub waren, hatte sie mir einen ihrer gemeinen Briefe geschrieben und diesen geöffnet in das Vorhaus geworfen. Darin bezeichnete sie mich als »liederlich«, »dreckig« und vieles mehr. Bestimmt haben die anderen Hausbewohner den Brief auch gelesen, denn das wollte sie ja bezwecken.

Um 1972 herum bekamen wir auch unser erstes Auto, einen Wartburg 112. Als die Kinder noch klein waren, gingen wir viel spazieren oder fuhren auch mal mit dem Auto weg, dies aber nicht so häufig.

Wir schafften uns zur Freude der Kinder einen Wellensittich an. Ich kümmerte mich am meisten um ihn. Die Jungs waren sehr begeistert, aber unser Vati wollte von ihm nichts wissen. Ich sprach viel mit ihm, es dauerte gar nicht lange, da sagte er: »Bubi Liebling, Mutti Liebling.«

»Guter Bubi«, konnte er auch sagen; wenn ich die Stubentüre öffnete, kam er mir aus der Küche entgegen geflogen und setzte sich auf meine Schulter. Oft nahm ich ihn und steckte ihn in meine Schürzentasche, da schaute dann nur noch sein Köpfchen heraus. Wenn wir

Abendbrot machten, fing er in seinem Käfig an zu kauen und kam dann zu uns an den Tisch. Er nippte am Tee oder suchte sich Krumen. Als wir in den Urlaub fuhren, schafften wir ihn zu unseren Großeltern. Nach dem Urlaub, als wir ihn holen wollten, war er nicht mehr in seinem Käfig. Er hatte Farbe genippt und war daran gestorben.

LEBEN MIT DER KRANKHEIT

1976 BIS 1996

Ab 1976 erfolgten Krankschreibungen von mehreren Wochen, die sich oft wiederholten. In diesen Jahren war mein Mann zum Studium in Freiberg und kam nur an den Wochenenden nach Hause. Die Kinder waren noch klein, sodass mein Zustand von der Familie kaum wahrgenommen wurden. Aber ich entdeckte, dass sich manches an mir veränderte. Mir fiel auf, dass ich erst einen Bohnenkaffee trinken musste, bevor ich ein Gesetzblatt lesen und begreifen konnte. Familienfeiern und Geburtstage konnte ich nicht mehr alleine ausrichten. Bange Fragen kamen auf mich zu: Was benötige ich dafür? Was muss ich kaufen?

Im Sommer 1977 drangen meine Kolleginnen darauf, dass ich an die Medizinische Akademie nach Dresden schreibe. Ich wurde zu einem Arzttermin gebeten, und eine Woche später lag ich stationär in einem 6-Bett-Zimmer. Ich fand dort zwei Freundinnen. Später, als es mir dann etwas besser ging, unternahmen wir alles zusammen. Vom ersten Tag im September bis in den Januar hinein bekam ich täglich einen Tropf. Man hatte mir gesagt, die Behandlung würde ungefähr drei Wochen dauern. Aber es wurde ewig nicht besser.

Deshalb hatte ich Mutter gefragt, ob sie die Kinder nehmen würde. Da entgegnete sie gleich: Da mag »die unten« (meine Schwiegermutter in Gersdorf) die Kinder nehmen, die haben Geld genug, da muss »die« eben aufhören zu arbeiten.

Wir fragten also die Schwiegereltern; sie nahmen uns die Kinder ab. Nur mussten diese jeden Tag von Gersdorf nach Pulsnitz mit dem Bus zur Schule fahren und zurück, was ziemlich umständlich für sie war.

Ich hatte dagegen im Krankenzimmer meine heile Welt gefunden; abgeschirmt von der Außenwelt fühlte ich mich dort wohl.

Wenn ich Wochenendurlaub hatte, interessierte ich mich für nichts, nicht mal für die Kinder und deren Zensuren. Beim Essen war ich einmal wie weggetreten und die Kinder riefen mich zurück: »Mutti, wir essen.«

Meist saß ich nur in einer Ecke und drehte Däumchen. Oft fuhren wir dann eher von zu Hause los. Im Krankenhaus fühlte ich mich einfach wohler.

Es sollte noch lange so weitergehen, denn erst im Mai 1978 bekam ich eine Woche Belastungsurlaub. Daheim wusste ich gar nichts und konnte nichts tun – ich konnte einfach nicht. Ich beschloss aber trotzdem, zu Hause zu bleiben. Wir wurden noch einmal in die Klinik bestellt, um die Invalidität – denn das war ich nun, ein Invalide – zu überprüfen und zu bestätigen.

Nun begann für mich ein ungeahnter Weg voller Dornen, der nur mit wenigen Blumen gesät war. Langsam begriff ich meine Pflichten, so nach und nach konnte ich meine Umwelt wieder wahrnehmen und begreifen.

Wichtig war, dass die Kinder wieder zu Hause waren und ihre Mutti hatten und mein Ehemann seine Frau.

Nach der Entlassung sollte ich nach dem Rat des Arztes versuchen, wenigstens für drei Stunden am Tag arbeiten zu gehen, aber da lief gar nichts. Nicht das Einfachste begriff ich, und die drei Stunden waren für mich viel zu lang. Mein Betriebsleiter wollte mich auf keinen Fall mehr einstellen, denn eine kranke Frau konnte er im Betrieb nicht gebrauchen.

In den kommenden Jahren hatte ich mich wieder stabilisiert und ich bekam ein Angebot, als Lagerverwalterin beim Stadtambulatorium für täglich drei Stunden zu arbeiten. Es war eine sehr schöne Zeit, für mich eine Art Erfüllung. Ich brachte dort die Kontoführung in Ordnung, hatte ein kleines Häuschen für mich. Ich war auch sechs Jahre lang dort beschäftigt. Ich war auch bei Brigadefeiern und Ähnlichem immer dabei, wo es immer schön und unterhaltsam war. Aber auch hier fingen die Krankschreibungen an, und der Direktor vom Ambulatorium gab mir den

Rat aufzuhören. Das war auch richtig so. Es war doch eine Belastung für mich gewesen, denn wenn ich mittags nach Hause kam, schlief ich erst einmal zwei Stunden und war schon am frühen Abend wieder unsagbar müde.

LANGJÄHRIGE KRANKHEITSZUSTÄNDE

Seit der Erkrankung Mitte der 70er Jahre, hatten sich mein Leben und mein Tagesablauf vollkommen gewandelt.

Da ich sehr unsicher im Laufen war, fuhr ich immer mit dem Fahrrad. Beim Gehen machte ich immer kleine Schritte, das Haupt gebeugt, um den Weg zu finden, ängstlich, am liebsten wollte ich mich immer verkriechen, wollte nie allein irgendwohin, selbst das fließende Sprechen ging zuletzt nicht mehr, ich brachte kaum einen Satz heraus, die Hände zappelten mal mehr, mal weniger. Der ganze Körper zitterte manches Mal, immer Unruhe in mir, keine Kräfte, weder geistige noch körperliche. Sie verschwanden zusehends. Wurde ich morgens munter, war das Allerwichtigste, einen starken Kaffee zu trinken, damit ich anfangen konnte zu überlegen, was an diesem Tage zu erledigen war. Wie oft kam ich erst in die Gänge, wenn der halbe Vormittag schon vergangen war. An diesen Tagen hatte ich vorher lange im Bett gelegen, weil einfach gar nichts ging.

Die üblichen Routinearbeiten kamen zuerst dran: Betten machen, aufwaschen, Tisch abräumen, Kleidung wegräumen. Der Gasherd zum Beispiel, das merkte ich sofort, brachte mich schon wieder durcheinander. Selten konnte ich einen Handgriff mit einem anderen verbinden, alles ging nur für sich separat. Nach einer halben Stunde brauchte ich wieder starken Kaffee, um mein Ziel bis Mittag zu schaffen. Schwerstarbeit war für mich das Bügeln, 15 bis 20 Minuten hielt ich durch, dann kam das vollkommene Aus für mich. Meist musste ich wieder Kaffee trinken oder mich für eine Weile ins Bett legen, ehe ich mich wieder hochrappeln konnte, um fit zu sein für die nächste Pflicht.

Über das Einkaufen und was mir da so alles passierte, könnte ich viel schreiben. Auch hier waren drei Besorgungen (zum Beispiel Bankauszüge, Rezepte und ein paar Lebensmittel holen) das höchste der Gefühle. In der Stadt überfielen mich Zustände wie nach dem Bügeln. Gott sei Dank gab es nach der Wende 1990 überall auf die Schnelle einen Kaffee, den brauchte ich dann immer dringend, sonst wäre ich wahrscheinlich manches Mal kaum heimgekommen, so entkräftet war ich. Meistens beendete ich meinen Einkauf mit einer Tasse Kaffee bei Petzolds, damit ich wieder Kräfte sammeln konnte für den Nachhauseweg.

Nach dem Mittagsschlaf kam die nächste Kaffeeserie auf mich zu. Ich wurde oft ermahnt, dass ich spazieren gehen solle. Wo sollte ich aber die Kräfte hernehmen? Ging ich doch mal, alleine, dann weinte ich, ging ich mit jemandem, dann war mir die Unterhaltung zu viel und mir war eher nach Ausreißen, da ich kein Wort mehr hören konnte. Die Natur interessierte mich überhaupt nicht. Alles war mir zu viel.

Niemand konnte in mich hineinsehen, niemand hätte mich verstanden! Da ich tagsüber alleine war, schaltete ich oft den Fernsehapparat an, damit ich Leute um mich hatte; ich brauchte ja nicht zuzuhören, brauchte nicht zu reden, aber es war jemand da.

War ich besonders depressiv, sehnte ich mich sehr danach, mit jemandem reden zu können, dann rief ich meine Freundin an, was mir immer gut tat und mir weiterhalf. Sehr oft war mein erster Gesprächspartner mein Mann, wenn er abends nach Hause kam. Er war ein geduldiger Zuhörer, denn er hatte auch den Kanal voll und war zum Unterhalten kaum zu bewegen. Immer freute ich mich auf die Abendstunden, aber wie oft musste er wieder weg und wie oft kam er viel später als er ursprünglich gesagt hatte?

Zum Abend fühlte ich mich meist wohler, was üblich für Depressive ist, das entschädigte mich immer wieder für das Alleinsein und für die Probleme des Tages. Ich kam etwas zur Ruhe, meine Pflichten hatte ich erfüllt. Jetzt kamen die Stunden, in denen ich in der Lage war, einen Brief zu schreiben oder in den Katalogen zu blättern. Innerlich freute ich mich, wenn mein Mann neben mir saß, leise seine Sportsendungen anschaute und ich meine Kreuzworträtsel lösen konnte – mal besser, mal schlechter.

Glücklich war ich, wenn mir dabei Begriffe einfielen, die ich lange Zeit vorher einmal gehört, aber nie wieder verwendet hatte. Das stand im Gegensatz zu dem Wenigen, das ich sonst geistig leisten konnte. Ich bemerkte auch, dass ich mir seit langer Zeit keinen neuen Begriff mehr merken konnte. Schon berichten zu können, was ich in der Zeitung gelesen hatte oder etwas von dem zu begreifen, was mir mein Mann erzählte, machte mich so froh.

Mein Gedächtnis wurde immer schlechter, was ich von meiner Umgebung wahrnahm, wurde immer weniger. Früher hatte ich ein riesiges gedankliches Umfeld gehabt, nun war es, als ob es ganz eng an meinem Kopf anliegen würde. Nur so weit reichte mein Erfassen, mein Erleben.

Vertraute ich mich jemandem an, sagte: »Du, ich kann mir nicht mehr viel merken, ich vergesse einfach alles«, dann waren die typischen Reaktionen: »Das geht mir auch so«, oder mir wurde gar nichts entgegnet.

Hat mir das niemand angemerkt, übertrieb ich, es konnte doch nicht alles nur meine Einbildung sein? Oft an mir zweifelnd und so schlau wie vorher ging ich aus den Sprechstunden bei meinen Ärzten heraus. Unverstanden fühlte ich mich – wollte mir nur niemand Angst machen? Wer hatte nun recht? Ich, die vielen anderen Menschen um mich herum, wer? Wie viele werden an mir gezweifelt und sich gefragt haben: Verstellt sie sich nur? Ist sie nur faul? Ich weiß es nicht.

Am Anfang meiner Krankheit sagte mir eine Ärztin: »Machen Sie sich nichts aus den Leuten, Sie müssen Ihr Päckchen ganz alleine tragen.« Damals, vor weit über 20 Jahren, hatte ich die Bedeutung dieser Worte gar nicht erfasst.

Wann wirst du irre? Wie lange kannst du noch bei deiner Familie sein?

Vor drei Jahren spürte ich einen ganz gewaltigen Schritt in die Tiefe: Das Kurzzeitgedächtnis war weg. Damals schrieb ich an meinen Mann, an meine Söhne Heiko und Dirk heimlich meine Abschiedsbriefe; denn ich hatte Angst, dass ich ihnen bald nicht mehr sagen könnte, was ich für sie empfinde. Vielleicht war es meine letzte Gelegenheit, mich bei ihnen zu bedanken für ihre Liebe zu mir.

Als ich meiner Frau Professor von diesem Zusammenbruch erzählen wollte, murmelte sie vor sich hin: »Das geht den meisten Leuten so.« Sie fragte nicht einmal: »Wie haben Sie das gemerkt?«, oder etwas Ähnliches. Das ist nur ein Beispiel meiner mit Ärzten gesammelten Erfahrungen. ›Wieder hast du dich albern benommen, bestimmt hast du wieder Mist erzählt‹, dachte ich von mir. Man zweifelt irgendwann einfach an sich selbst.

VERGESSEN

Ich bestellte mir bei Versandhäusern Kosmetika, Bekleidung, auch unnütze Sachen wie Textil-Flick-Mittel, deren Beschreibung ich bis heute nicht verstanden habe. Zum Frühjahr suchte ich mir mehrere Blusen aus dem Katalog heraus. Hatte ich mir eine bestimmte ausgesucht, wusste ich nach zwei, drei Seiten nicht mehr, wie sie aussah. Deshalb schnitt ich mir mehrere Bilder aus, fand dann aber den dazugehörigen Text nicht mehr. Mehrere Jahre lang wollte ich mir eine Strickjacke kaufen, wusste aber nie, in welcher Form und Farbe. Genauso erging es mir mit anderen Sachen. Einmal hatte ich einen schwarzen Faltenrock bestellt. Eine Bekannte sagte zu mir: »Hast du dir nicht überlegt, dass der doch zu lang für dich ist?« Nein, das hatte ich nicht, diese Situation war wieder eine große Blamage für mich.

Gern hätte ich auch mal, wie die anderen Frauen, einen Stadt- oder Einkaufsbummel gemacht. Ich traute mich aber kaum in die Läden, weil ich nicht immer sagen konnte, was ich eigentlich wollte. Das war mir alles zu viel, vom körperlichen Zustand wie vom geistigen Erfassen her. In die großen Märkte konnte ich überhaupt nicht gehen; da wurde mir nach ein paar Schritten alles zu viel und ich konnte nichts mehr erfassen.

Warum bin ich nicht so wie die anderen, die stundenlang in den großen Märkten hin und her bummeln und noch abwägen können, was ist hier billiger oder teurer? Das ist mir ja ganz versagt geblieben. Ich kann mir keine Preise merken, deshalb weiß ich nie wie andere Menschen, wo etwas preiswerter oder teurer ist.

Für einen Krankenhausaufenthalt hatte mir mein Mann einen Walkman, ein kleines Gerät zum Abspielen von Kassetten, mitgebracht. Ich probierte ihn laufend aus und behauptete ihm gegenüber, er funktioniere nicht. Geduldig erklärte er mir die Handhabung. Ich hatte den Knopf für die Lautstärke übersehen. Wie habe ich mich da geschämt.

Hörte ich von Koch-, Back- oder Salatrezepten, konnte ich nur die Ohren offen halten, wollte mir so gern etwas merken und ausprobieren wie die anderen Frauen, aber zu Hause hatte ich alles vergessen.

›Das ist so, du musst durchhalten, das ist deine Realität, es gibt Menschen, die sind schlimmer krank als du, das ist dein Schicksal.‹ Mit solchen Gedanken versuchte ich mich immer wieder zu trösten. Nie konnte ich so reden, wie ich es heute, in diesen Wochen des Jahres 1996 schreiben kann.

Wollte ich mal einen Kuchen backen oder ein paar Bohnen einlegen, lagen die Rezepte vor mir. Jede Zutat stellte ich mir der Reihenfolge nach auf den Küchentisch. Trotzdem ging es oft schief.

Beim Backen des letzten Zupfkuchens verfuhr ich auch so, trotzdem vergaß ich, die Hauptmasse auf das Blech zu legen. Ich wunderte mich nur, dass es dieses Mal nach so wenig aussah, aber erklären konnte ich es mir nicht. Minuten vorher hatte ich doch bestimmt erst gekostet. Wie konnte das nur wieder passiert sein?

Natürlich war ich durch solche Erlebnisse immer wieder aufs Neue deprimiert; sagen konnte ich es aber niemandem, weil ich mich schämte, dass ich so vergesslich war.

Sogar die Wassermenge für mehrere Tassen Kaffee zu berechnen, fiel mir schwer. Wie viele Löffel des Pulvers in der Maschine waren, vergaß ich schon während des Zählens, das ist heute noch genauso.

Früher hatte ich Bücher aller Art verschlungen, plötzlich behielt ich nicht mehr, was auf der Seite stand, die ich gerade gelesen hatte. Kriminalfilme im Fernsehen konnte ich kaum noch verfolgen.

Ich verwechselte die Gesichter. Gespräche wurden mir zu anstrengend, ich konnte den Handlungen nicht mehr richtig folgen. Sogar einfache Rezepte (Tütensuppen) musste ich mir mehrmals und ganz langsam durchlesen: Wie viel Wasser? Wie lange kochen? Wann einrühren? Die Probleme wurden immer größer.

Wie froh war ich, dass mein Mann in dieser Beziehung so anspruchslos ist, und dass ich keine Kinder mehr zu verköstigen hatte, die doch gern mal dies und jenes essen wollen.

Einmal hatten sich unsere Söhne zu Besuch bei uns angemeldet. Es klingelte. Ich ging zur Tür, aber wie lange es dauert, bis ich meinen Dirk erkannte! Es waren bestimmt ein bis zwei Minuten. Ich weiß es nicht mehr genau. Er hatte sich äußerlich nicht verändert. Aber ich dachte: ›Wer ist das?‹ Als ich den Heiko sah, erging es mir ähnlich: ›Na, so was, das kann doch nur der Dirk sein!‹ Ich bekam aber auch mit, dass sie stutzten und merkten: Bei Mama stimmt etwas nicht. Warum sagte ich nicht gleich wie sonst: »Kommt herein!«, warum begrüßte ich sie nicht wie immer? Im Nachhinein ist das für mich eines der schlimmsten Erlebnisse aus der damaligen Zeit.

Eines Sommers kaufte ich mir schwarze Sandaletten. Ein paar Wochen später kam mir der Gedanke: ›Du brauchst Sandaletten, du hast noch keine gekauft.‹ Ich kaufte mir ein Paar und entdeckte beim Einräumen in den Schrank die vorher gekauften. Mein Schreck: ›Hat dir jemand die Schuhe in den Schrank gestellt?‹, aber das konnte doch nicht möglich sein. Ich konnte mich nicht erinnern, dass ich bereits ein Paar

Sandalen gekauft hatte. Hatte ich überhaupt keinen Verstand mehr oder was war mit mir los?

Mit einer Bluse erging es mir ähnlich. Ich suchte lange im Katalog und auf dem Markt nach einer weißen Bluse mit etwas Spitze. Nach Monaten irgendwann entdeckte ich auf einem Bügel in meinem Kleiderschrank genau eine solche Bluse. Wie konnte das nur wieder passiert sein? Bis heute habe ich keine Erklärung dafür. Nur ich alleine konnte sie gekauft und in den Schrank gehangen haben! Wie lange mochte sie da schon gewesen sein?

Am liebsten hätte ich mich vor der Welt versteckt, und ständig fragte ich mich, warum mir immer solche Sachen passierten. Es gibt keinen Menschen, dem ich das erzählt habe; dazu habe ich mich viel zu sehr geschämt.

Stunden und Tage lang konnte ich darüber nachdenken: Wann gehst du zum Friseur, wann gehst du in die Stadt, wann fährst du mal zur Schwester in den Nachbarort, wann mal zur Schwägerin. Sie sagten ja auch immer: »Komm doch, du hast doch Zeit.« Aber entschließen konnte ich mich nur selten, und alles fiel mir schwer, das Unterhalten vor allem. Lieber sagte ich ab, da wurde mir innerlich wohler.

Ich konnte mir nicht merken, wann ich die Betten bezogen, wann ich die Gardinen gewaschen, wann ich die Fenster geputzt, die Polster oder die Teppiche gesäubert oder wann ich die Vitrine und die Bar erneuert hatte.

Wenn wir im Urlaub waren, wusste ich nicht mal mehr, wo genau wir uns befanden, wie ich zum Strand oder zum Hotel kam. Nirgends fand ich mich alleine zurecht, wenn wir nicht im Ort waren.

Was war gestern, vorgestern? Das habe ich schon meist vergessen, und was letzte Woche war, erst recht. Wann habe ich das letzte Mal weiße Wäsche gewaschen? Was brauche ich zur Geburtstagsfeier alles, wann habe ich zuletzt das Handtuch gewechselt? Was kosten die einzelnen Lebensmittel, wo ist dies und jenes billiger oder teurer? Was habe ich heute bezahlt? Mein Geld stimmte laufend nicht, wenn ich, was ich ausgegeben habe, überrechnen will.

Geburtstage und Telefonnummern aber kann ich mir gut merken.

Öfter belud ich die Spülmaschine mit zuviel Geschirr. »Es wird nichts mehr richtig sauber«, sagte ich dann zu meinem Mann. Er erklärte mir wieder, wie eingestapelt wird. Ich hatte auch ab und zu vergessen, Pulver oder Salz hineinzutun. Laufend verwechselte ich Polster- und Möbelspray. Warum ist mir dies nie aufgefallen? Nie wusste ich, wann ich die Zimmerpflanzen gegossen hatte, war es gestern oder ist es noch länger her? Deshalb benutzte ich dann Seramis, bei dem man sich nur nach dem Thermometer richten muss. Ich erinnere mich noch, nach dem Kauf nicht mit der Bedienung der Thermometer zurechtgekommen zu sein. Ich ging in das Geschäft zurück, und die Verkäuferin musste mir alles noch einmal erklären – welch eine Blamage wieder für mich.

Pappkartons mit Beschreibungen für Klöße, Reis, und so weiter musste ich mir bis zuletzt aufheben, da ich die Kochvorschriften laufend vergaß. Alle Tüten für Mehl, Zucker, Salz, Senfnapf und so weiter wollte ich am liebsten auf dem Küchenschrank stehen lassen, damit ich nichts vergaß; denn ich konnte mir nicht merken, wie viel noch vorhanden war. Margarine, Butter und Brot hatte ich immer da. Fleisch und Gemüse im Froster – für den Fall eines Besuches oder dass ich ein paar Tage nicht in der Lage war, einkaufen zu gehen. Ich sah nur noch das, was in mein Blickfeld fiel.

Heute wird mir klar, warum ich selten eine Spinnwebe entdeckte, warum ich gar nicht auf die Idee kam, einmal die Steckdosen abzuwischen, wieso ich nicht bemerkte, dass der Übertopf schmutzig war.

In den Kalender trug ich mir die Hausarbeiten ein und erledigte diese nach einem festen Termin, so zum Beispiel Fenster putzen, Gardinen waschen, Betten beziehen, Bar und Vitrine säubern, Kühlschrank und Froster abtauen.

Ohne diese Gedächtnishilfe hätte ich mich wohl kaum an etwas erinnert. Die anderen Arbeiten … na ja, ich sah zumindest, wann zu wischen war. Heute weiß ich auch, warum ich fast jede Woche zweimal gewaschen habe, ich war nicht zu übereifrig, nein, ich verlor einfach die Übersicht über das, was noch im Schrank, was im Wäschekorb war und ob meine frischen Sachen für ein paar Tage ausreichen würden. Ich wusste ja nie, wie der neue Tag bei mir laufen würde, ob ich in der Lage war, aufzustehen und meinen Haushalt zu machen.

Wenn Geburtstagsfeiern mit 15 oder mehr Personen oder Feiertage innerhalb der Familie im Kalender immer näher rückten, begann ich schon zwei, drei Wochen vorher, mir mit kleinen Notizzetteln zu erarbeiten, was ich benötigte: wie viel Kuchen, was brauchst du zum Abendbrot, was koche ich, wenn die Kinder kommen, was essen sie gern und so weiter. Meistens erfragte ich mir alles bei meinen Verwandten und Bekannten. »Ach, das kaufe ich einen Tag vorher, jetzt gibt es doch alles frisch zu kaufen.« Immer stutzte ich und dachte: ›Wie machen die das bloß?‹ So groß die Freude auf die festlichen Tage auch war, genauso viel Angst war in mir, ob alles klappen würde.

IN GESELLSCHAFT

Unsere Verwandten feiern gern bei uns, denke ich. Aber nie konnte ich lange dabeisitzen, ohne dass ich mich danach sehnte, wieder Ruhe um mich herum zu haben. Es dauerte nicht lange und ich verkroch mich in das Schlafzimmer. Da ich kaum Alkohol trinken durfte, fehlte mir auch mal der innere Schwung, um vielleicht einmal lustig zu werden oder einmal mitlachen zu können. ›Hoffentlich gehen sie bald wieder‹, war immer mein Gedanke. Warum war ich bloß so? War es mein Charakter? Nein, es war mein Unvermögen, mit anderen Menschen länger zusammen zu sein. Die letzten Jahre war es ganz schlimm, wenn jemand bei einer Feier auf mich einsprach, da war mein Kopf wie links und rechts in einen Schraubstock eingedreht, so krampfte sich alles in mir zusammen. Aber ich erzählte es niemandem. Die Gesellschaft um mich rum wurde immer gesprächiger und lustiger, und in mir war ständig der Gedanke: ›Wenn du nur ausreißen könntest, nur fort von allem!‹

Waren wir bei anderen zu Gast, ging es mir genauso. »Dietmar, wollen wir bald gehen?«, fragte ich dann, wenn es gar nicht mehr ging. Die anderen sagten: »Setz dich hin, wir quatschen noch eine Weile.« Mir aber wurde immer elender, ich konnte nichts mehr hören, nichts mehr sehen, sehnte mich nur nach zu Hause, in mein Bett, zu meiner Ruhe. Niemand konnte es nachempfinden, schließlich war ich ›die alte Zuchtliese‹. Hielt ich es gar nicht mehr aus, wurde mein Mann auch mal ärgerlich und schob mir die Schlüssel zu. Dann ging ich ganz alleine durch die Finsternis und mit der innerlichen Angst: ›Hoffentlich schimpft er nicht mit mir, wenn er nach Hause kommt.‹

Letztes Silvester feierten wir mit unseren Bekannten in einer Gaststätte. Bis 2 Uhr früh hielt ich es aus, nur mit einem Glas Sekt. Mitternacht hatte ich schon lange herbeigesehnt und ich wollte gern nach Hause. Da kamen sie mit dem Wirt ins Gespräch, der noch einen ausgab; so zog ich schließlich wieder alleine los. So fing das neue Jahr an.

Am wohlsten fühle ich mich in unserer Wohnung. Wenn ich unter Leuten bin, wird mir immer bewusst, dass ich den Unterhaltungen kaum noch folgen kann, und ich schirme mich deshalb ab. In deren Welt passe ich nicht mehr, ich gehöre nicht mehr dazu. Was für eine schmerzliche Erkenntnis! Ehe ich eine Antwort geben, »Ia«, oder »Ich weiß nicht« oder »Nein« sagen kann, sind die anderen schon bei dem nächsten Thema. Kaum getraue ich mir, eine Frage zu stellen, sie wurden in der Vergangenheit oft belächelt, bestimmt waren es dumme

Fragen und ich zog mich deshalb immer mehr in mich zurück.

Ein gleichmäßiger Tagesablauf war mir immer wichtig; jeder Tag musste bei mir wie der andere sein. Kam plötzlich Besuch, bedeutete das für mich das reinste Chaos, die Gedanken flogen hin und her oder blieben stehen – das reinste Durcheinander. So fiel mir zwar stets der Abschied von meinen Kindern schwer, wenn sie wieder nach Berlin fuhren, aber ich war auch froh, dass nun wieder mein gewohnter Rhythmus begann.

Gegen 21.30 Uhr war meine Schlafenszeit. Mit Schlaftablette, meinem Walkman (mit ruhiger Musik zum Einschlafen) und ein paar Vokabeln Englisch lesen, duselte ich in den nächsten Tag hinein. Viele, viele Jahre verflossen so.

PARKINSON

Schon als ich 1978 aus dem Krankenhaus entlassen war, verfolgte mich ständig ein brennender Durst. Den ganzen Tag über trank ich eisgekühlte Getränke, ich bekam nicht genug davon. Beim Gehen hatte ich einen X-Schritt entwickelt, alles an meinem Körper zitterte, sogar manchmal der Kopf. Ich merkte, wie es mit mir bergab ging. Wenn Dietmar mich manchmal etwas fragte, gab ich keine Antwort, sondern sagte irgendein Wort, das mir gerade einfiel.

Meine Beine, meine Arme, die Hände – alles zitterte ständig, sogar die Stimme. Mit den Händen wurde es schlimmer; mal zappelte die linke, dann wieder die rechte Hand – oder auch alle beide gleichzeitig. Es muss für Fremde, die mich sahen, immer erschreckend gewesen sein. Mitunter fiel es mir so schwer, mit Messer und Gabel zu essen. Ich hatte nur damit zu tun, den Bissen in den Mund zu bekommen, meist aber fiel mir alles herunter. Eine Kaffeetasse halten zu können, war selten. In schlimmen Zeiten brachte ich die Tasse nicht bis an den Mund.

Mehrere ›Zitteranfälle‹ habe ich in den letzten zwei Jahren erlebt. Mich konnte nicht gleich etwas umhauen, aber da bekam ich es auch mit der Angst zu tun. Mein ganzes ›Ich‹ wackelte, innerlich und äußerlich, sogar der Kopf und die

Zunge. Ich setzte mich dann immer auf einen Stuhl und versuchte mich festzuhalten.

Erst seit 1995, seit einem Jahr, weiß ich, dass ich die Parkinsonsche Krankheit habe. Von den Aussichten dieser Menschen habe ich durch das Fernsehen erfahren und dabei gedacht: ›Wie schlimm sind die doch dran, du hast ja *nur* Depressionen.‹ Derweil steckt die Parkinsonsche Krankheit wer weiß wie lange schon in meinem Körper. Hat es keiner von den Ärzten merken wollen, hat es wirklich keiner früher erfasst, dass ich auch diese Krankheit habe? Warum hat mir das keiner vorher gesagt? Weil man bei Klinikdirektoren, Professoren oder Fachärzten als unheilbar krank gilt, weil gar kein persönliches Interesse an dem kranken Menschen existiert. Man ist nur eine Nummer. »Guten Tag, wie geht es Ihnen heute, was brauchen Sie an neuer Medizin, melden sie sich wieder.« So ungefähr verlaufen die Gespräche mit den Ärzten, die sogenannten Konsultationen.

Vor 15 Jahren von Gallensteinen befreit, verfolgte mich seither ein heftiges, quälendes Aufstoßen. Zu einer halben Schnitte benötigte ich eine Tasse Tee. Planten wir eine Feier oder es wollten wir in den Urlaub fahren, bekam ich garantiert heftige Koliken mit Erbrechen, Übelkeit, Durchfall.

Mit Fortschreiten des Parkinsons gesellten

sich beim Autofahren Magenschmerzen und Übelkeit dazu. Selbst wenn ich im Krankenhaus am Tropf hing, konnte ich die Behandlung nie fertig machen; sie musste abgebrochen werden, da mir schlecht wurde und ich erbrach.

Die Zeitabstände der benötigten Tropfs gegen die Depressionen und für die Durchblutung des Gehirns aber wurden immer kürzer.

WETTER

Das Wetter ist mein ärgster Feind und einer der Auslöser meiner Depressionen.

Wenn ich morgens aufwache und es ist neblig draußen, ist vollkommene Apathie angesagt. Da denke ich immer: ›Wenn es jetzt in der Wohnung brennen würde, du würdest dich gar nicht rühren.‹

Bei ankommenden Tiefs werde ich fast automatisch depressiv, ohne zu wissen, warum. Migräneartige Kopfschmerzen sind dann angesagt; sind die Tiefs vorüber, wird mir besser. Auch Temperaturgefälle sind ein Problem: Wird es schnell heiß (Temperaturen über 25 Grad), dann weiß ich nicht mehr wohin mit mir, nur eiskalte Duschen oder Bäder helfen mir. Der ganze Körper kribbelt. Dann muss ich, wenn wir im Garten sind, eiskalte, nasse Tücher um mich wickeln oder sogar die Kittelschürze in das kalte Wasser eintauchen und anziehen. Bei so einer Gelegenheit sagte einmal meine Schwägerin Bärbel zu mir: »Du siehst aus wie eine aus Arnsdorf.« Wie mich dieser Satz getroffen hat, das konnte ich erst lange hinterher meinem Mann erzählen. (In Arnsdorf sind psychisch Kranke untergebracht.)

Wenn die Sonne auf meinen Kopf scheint, weiß ich gar nicht mehr, wohin. Da sich die klimatischen Bedingungen laufend ändern, komme ich damit auch nicht zur Ruhe.

SUIZID

Von allem, was mich ereilte, waren die Selbstmord-Gedanken – meine ständigen Begleiter – wohl das Allerschlimmste. Sie konnten so quälend und zermürbend sein. Wie oft überlegte ich, wie, wo, wann wird es passieren? Was ist am sichersten?

Was ich davon hörte in den Medien oder bei Unterhaltungen, nahm ich in mir auf, verwertete es. Deutete ich mal etwas an in meiner Verzweiflung, stieß ich natürlich immer auf Unverständnis: »Wie kannst du nur so denken, du hast doch Familie? Mache ja keinen Mist!«

War ich mit meinem Mann unterwegs, egal ob per Flugzeug oder PKW, waren manches Mal meine geheimsten Gedanken: ›Halte dich fest an ihm, wenn etwas passiert, dann kommen wir gemeinsam um, dann hat für mich und ihn das Leben gleichzeitig ein Ende.‹

Zwei meiner schlimmsten Erlebnisse waren die Folgenden:

Eine ganz, ganz verzweifelte Zeit habe ich vor 12 Jahren durch. Der vierzigste Geburtstag meines Mannes näherte sich, und in meiner Krankheit bildete ich mir ein, dass ich aus der Welt muss, um einer gesunden Frau Platz zu machen. Unbedingt wollte ich, dass mein Mann von mir befreit wurde.

Er sollte ein neues, besseres Leben beginnen dürfen, sich eine neue Frau suchen. Ich wollte ihm dabei nicht im Wege stehen. Diese Gedanken kamen alle von mir selbst; er hatte nie solche Äußerungen gemacht. Mein erstgeborener Sohn Heiko war damals beim Armeedienst und wurde dadurch mit meinem Zustand nicht so konfrontiert, aber mein Dirk mit seinen 15 Jahren hat alles bewusst miterleben müssen. Einmal konnte ich nicht mehr anders und fragte ihn: »Dirki, wäre es nicht besser, Mutti würde aus dem Leben gehen?« Seine Antwort war – ich höre es noch, als wäre es erst gestern gewesen: »Mutti, ich würde dir das nie verzeihen, denn Vati findet wieder eine Frau und Heiko hat seine feste Freundin, aber ich stände dann alleine da.« Dieser Satz sollte der wichtigste, bedeutendste Wegweiser für die nächsten Jahre werden. Wenn mich wieder die Gedanken an Suizid überkamen, fiel er mir ein und ich sagte mir: ›Durchhalten, durchhalten! Das kannst du dem Jungen nicht antun.‹

Dennoch musste ich für dieses Mal und zu meiner eigenen Sicherheit in die psychiatrische Klinik in Arnsdorf. Ich wurde in die Station 8B eingewiesen, wo ich drei Monate zubringen musste.

Als ich ankam, wurden meine ganzen Habseligkeiten nach spitzen Gegenständen wie

Schere und so weiter überprüft und diese mir weggenommen. Alle Türen, die nach außen führten, waren verschlossen. Ich war in einem Zweibett-Zimmer untergebracht mit einer Frau namens Brigitte, mit der ich mich gut verstand. Meine erste Mahlzeit war das Abendbrot. Ich kam an einen Tisch, wo schon zwei Frauen saßen. Es war grausig. Die eine Frau am Tisch hatte nur noch eine Hand, die andere Hand hatte sie sich abgehackt, bei der anderen Frau lief fortwährend Speichel aus dem Mund.

An den Folgetagen hatte ich zu tun, herauszufinden, zu welcher Sorte Patienten ich denn überhaupt gehörte. Da gab es den einen Raum, in dem welche an ihre Betten gekettet waren. Dann war da die Jutta. Sie hatte einen bleibenden Schaden davongetragen, als sie in jungen Jahren beim Bergsteigen verunglückte. Sie war selig, wenn sie auf ihrem Klavier spielen durfte. Die Bella hatte es auch schwer, sie war an das Heim gekettet, da sie sich im Freien nicht bewegen konnte. Aber gerissen war sie. Ich hatte mal meine Uhr auf der Badewanne liegengelassen, sie gab sie mir wieder und forderte eine Schachtel Zigaretten dafür. Dieses Spiel setzte sich am nächsten Tag fort. Da sagte ich es einer Schwester und da war Ruhe.

Als es mir etwas besser ging, durfte ich für eine Stunde am Tag auf den eingezäunten Hof gehen.

Bastelnachmittage wurden durchgeführt, auch ein Tanzabend, an dem ich aber nicht teilnahm, das erinnerte mich zu sehr an die Tanzabende mit meinem Mann, da kamen mir die Tränen.

Unsere Arbeitstherapie bestand im Füllen der Kartons für die Putzi-Serie. Das waren Zahnputz-Sets für Kinder, mit Becher, Bürste, Paste und Chlorodont. Nach einiger Zeit übernahm ich das Auffüllen der erforderlichen Artikel. Eigentlich war die Arbeit unzumutbar, denn das alles spielte sich in Kellerräumen ab, in denen es nicht gerade warm war. Aber es gab pro Arbeitseinsatz 5,00 Mark.

Regelmäßig kamen mein Mann, meine Schwägerin und Heikos Schwiegereltern zu Besuch. Mein Entlassungstermin, den vorerst nur ich kannte, fiel auf einen Besuchstag. Als mein Mann kam, setzte ich mich wie üblich in den Aufenthaltsraum und nach einer Weile sagte ich: »Komm, wir fahren weg.«

»Wenn du denkst«, meinte er und wir gingen in mein Zimmer. Dort stand schon der gepackte Koffer und ich meinte: »Lass uns nach Hause fahren.« Diese Überraschung war mir gelungen.

Vor circa drei Jahren nach einem Streit mit meinem Mann, der bestimmt gar nicht groß von Bedeutung war, überfiel es mich wieder ganz arg.

Es war Nachmittag, mein Mann saß in der

Stube, sah fern und ich legte mich im Kinderzimmer ins Bett. Der Wunsch, aus der Welt zu gehen, kam mit Riesenschritten, es zog mich zu meinen Tabletten.

Ich merkte dies und versuchte mich auf der anderen Seite gedanklich an meiner Familie festzuklammern. Das Böse und das Gute in meiner Seele kämpften miteinander. Wie lange ich diesem elenden Zustand ausgesetzt war, habe ich nicht in Erinnerung. Das Böse sagte: ›Nun nehme endlich die Tabletten, mache schnell, zögere nicht, du hast es dann viel schöner, alles ist dann vorbei. Du bist dann an einem besseren Ort!‹ Endlich, endlich, qualvoll und langsam kam das Gute in mir hervor, gewann die Oberhand und mir wurde bewusst, dass ich für meine Familie dableiben musste, sie doch alle bestimmt traurig wären, sollte ich heute sterben. Sie konnten alle drei auch nichts dafür, dass ich so war – also musste das Leben weiter so gehen. Wieder einmal hatte ich es hinter mir, aber für wie lange? Mindestens drei Wochen benötigte ich, um davon Abstand zu gewinnen.

Dann habe ich dieses Erlebnis, dieses ungeheuer qualvolle, in kurzen Worten meinem Mann erzählt, er konnte nichts sagen, drückte mich nur. Er war auch nicht in der Lage, mich zu beruhigen. Innerlich dachte ich: ›Hättest du nur geschwiegen! Habe ich ihm Angst gemacht?‹ Da ich damals gerade bei meinem Arzt den Tropf bekam, versuchte ich diesem am nächsten Tag etwas von diesem Erlebnis zu erzählen. Seine Reaktion war: »Ach Gott, da muss ich Sie ja noch stationär behandeln lassen.« Aber er hatte keine einzige Frage, keinen Trost, keine Ermunterung für mich. Ich war wieder vollkommen auf mich allein gestellt.

Bei meinem letzten Krankenhausaufenthalt im Mai/Juli 2000 machte ich eine schwere Depression durch, bei der ich aus dem Leben gehen wollte. Ich war der Meinung, dass alle Depressiven Suizid begehen müssen. Dietmar hatte mich angebrüllt, zweimal gesagt: »Ich liebe dich!«, da bewegte sich in meinem Kopf etwas und von da an ging es mir besser. Der Drang, Selbstmord zu begehen, saß all die Krankheitsjahre in mir.

HEILUNG – MEIN SOMMER-MÄRCHEN 1996

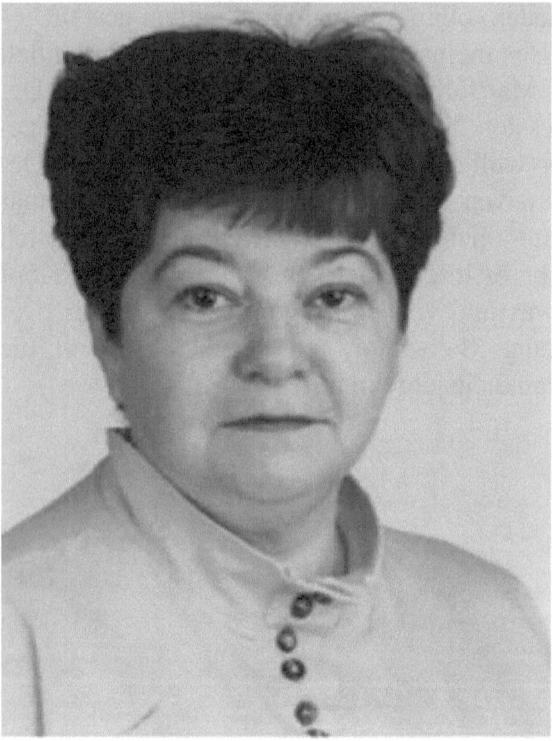

Meine Heilung, meine Rettung!!!

Seit nun vier Wochen bin ich von meinem Schattendasein erlöst. Ewige Umdunkelung wurde mir genommen, im strahlenden Sonnenschein erwachte ich; eine Welt voller Freude tat sich vor mir auf. Dem Schattendasein sanft enthoben, beginne ich nun, die Welt um mich herum, meine Mitmenschen und mich zu verstehen.

MEINE W I E D E R G E B U R T !!!

Wie kam es dazu?

Mein Sohn sagte im Frühjahr zu mir: »Mama, wir zwei fahren im Sommer für eine Woche zusammen in den Harz. Vielleicht kann dir dort jemand helfen.«

Meine Gedanken liefen im Kreis. Mir kann doch keiner helfen, sagte ich ihm, ich war schon bei so einem Menschen. Was mache ich nur?, das war die Frage an meinen Mann, nur Zweifel waren in mir, keine Zuversicht oder Hoffnung wollte aufkommen. Seine Antwort: »Heiko hat sich für dich eingesetzt, wir wollen nichts unversucht lassen, wir wollen ihn nicht verärgern.« So wurde der Entschluss gefasst: Wir fahren hin.

Ich lud auch meinen Sohn Dirk zu dem Kurzurlaub ein, und für uns drei, besonders für mich, sollte es das Wahnsinns-Erlebnis werden!

Am Sonntag angekommen kam es gleich zum Gespräch mit dem Mann, den ich nun als meinen Retter bezeichnen möchte.

In einem scheinbar belanglosen Gespräch arbeitete er sofort an mir; ich bemerkte es erst gar nicht. Er erzählte mir dabei, dass mein Energiefeld (was jeder Mensch um sich herum hat) für meinen Körper außer Reichweite lag. Nur die Energie aus meinem Blut stand mir zur Verfügung. Durch meine ständigen Willensanstrengungen und mein Pflichtgefühl wurden meine Organe im Kopf ständig überstrapaziert, sodass sich eine Art Muskelkrämpfe gebildet hatten. Das waren unter anderem die Ursachen für die ganzen Empfindungen, Schmerzen und so weiter, die vom Kopf her kamen.

Das Zittern erklärte er mir wie folgt:

In meinem Kopf hatte sich fremde Materie gebildet, etwa in Größe einer Pflaume; diese setzte er in Energie um. Ein Rückstand in Größe einer Kugelschreiberkuppe blieb, der auch noch verschwinden würde.

Das Kurzzeitgedächtnis ist nun voll wieder da. Meine entzündeten Stellen im Gehirn hat er geheilt, die Parkinsonsche Krankheit ist verbannt.

Die Angst in mir: ›Du verlierst bald die Sprache, du wirst bald ganz steif‹ – das alles hat er mir damit genommen. Von Stunde zu Stunde wurde ich kräftiger, energiegeladen, lustiger, meine Gestik und Mimik waren plötzlich wieder wie früher vor 30 Jahren. Mein ganzes Ich erblühte und erlebte eine Wiedergeburt.

Von meinen Erlebnissen aus der Kindheit erzählte ich ihm. Es gelang ihm, meine schlimmsten Erinnerungen fast auszulöschen. Das immer Angst auslösende Bild von meiner Mutter ist verschwunden.

Der Albtraum, der ewige Druck auf meiner Seele ist verschwunden.

Er empfahl mir, meiner Mutter im Nachhinein zu verzeihen, da auch sie kein erfülltes Leben gehabt hätte. Das stimmte auch.

Ich folgte seinem Rat und ging an ihr Grab und sprach mit ihr:

»Meine liebe Mutti!

Heute, am 12.08.1996, komme ich das erste Mal seit deinem Tod im Sommer 1989, an dein Grab, ohne Angst, ohne Trauer, im inneren Seelenfrieden mit dir.

Einen bunten Blumenstrauß aus unserem Garten, mit einer dunkelroten Rosenblüte, habe ich dir mitgebracht. Mir hat jemand dabei geholfen, jetzt so vor dir stehen zu können. Mutti! Ich danke dir für deine guten Taten und verzeihe dir deine bösen. Nun ruhe in ewigem Frieden, auch du hattest eine traurige Kindheit, wenig Glück im Leben, nie konntest du dir einen richtigen Wunsch erfüllen. Deine Tochter Christa Renate!«

Für mich war es eine große Beruhigung, diese Worte sagen zu können.

Inzwischen war ich schon zweimal an ihrem Grab, ohne Angst. Was ich mit ihr erlebt habe, ist vergessen, dieser Teil meines Lebens ist abgeschlossen.

Auch organische Veränderungen stellte er an mir fest, ohne meinen Körper anzufassen, ohne mich vorher auszufragen. Die bereits erwähnten Beschwerden, die ich hatte, sind in den letzten Wochen nicht wieder aufgetreten.

Mein Kopf ist frei, frei von jedem Schmerz- oder Druckgefühl.

Nach dem zweiten Gespräch am Montagvormittag folgte der erste Spaziergang um den Ort herum. ›Um Gotteswillen‹, dachte ich, ›hoffentlich schaffe ich das.‹ Aber meine Energie war plötzlich da. Ich wanderte circa 2,5 Stunden mit den Jungs, und musste mich dabei nicht groß hinsetzen, ich konnte mich unterhalten. Und am Abend schlief seit zig Jahren zum ersten Mal bereits innerhalb von 20 Minuten ein – ganz ohne Schlaftablette.

Am Dienstag fuhren wir nach erfolgter Behandlung nach Goslar, eine Stadt, deren alte Fachwerkbauten von der UNESCO als denkmalgeschützt erklärt wurden.

Wir liefen viel, es war keine Müdigkeit in

mir.

(Jetzt, da ich alles niederschreibe – es ist unwahrscheinlich, aber ich habe mir von Anfang an alles merken können, niemand brauchte mir bis jetzt weiterhelfen. Unbegreiflich!)

Am Abend schlief ich wieder fest ein. Am Mittwochnachmittag ging es zur Sommer-Rodelbahn. Erst auf den Lift (ohne Angst), dann die Rodelbahn hinunter, es machte auch mir Spaß. Die Jungs hatten etwas Angst um mich und nahmen mich in die Mitte, aber das wäre nicht nötig gewesen.

Was war nur mit mir geschehen?

Wir freuten uns alle drei, lachten laut und herzhaft, erzählten uns von früher, ich fing sogar mit Singen an. Hatten mich die Jungs überhaupt schon einmal so erlebt? Nach einem langen Umweg fanden wir das Auto und es ging nach Hause. Abgespannt war ich, aber nicht fix und fertig wie früher.

Nun hatte ich mir am Vortag noch ›Wanderschuhe‹ kaufen müssen, und manchmal war ich sogar schneller als meine jungen Mitstreiter: »Mama, nicht so schnell, wo bist du denn?« Die Energie war in mir nicht mehr zu bremsen, die Freude auch nicht, der Schlaf kam deshalb etwas später. Maximal eine Schlaftablette gestattete mir Herr Giebler. Aber seit Dienstag schon nahm ich meinen ganzen Haufen an Tabletten einfach nicht mehr ein. Bis heute habe ich sie noch nicht vermisst.

Jahrelang habe ich eingenommen, regelmäßig, außer anderen Schmerz- und sonstigen Tabletten:

—Lithium
—Anafralin 75
—Tegretal 400 retard

zwei verschiedene Sorten gegen das Zittern.

Dazu Hunderte Tropfs im Laufe der Jahre!

Wie viel Tausende Tabletten mögen es wohl gewesen sein?

Am frühen Donnerstagnachmittag begannen wir das Unternehmen Brocken-Wanderung. Mit der Traditionsbahn ging es hoch, herunter liefen wir. Es ging reichlich zehn Kilometer durch den Wald. Zuerst gab es keinen glatten Wanderweg, man musste von einem Stein zum anderen hüpfen. Es ging alles glatt mit mir. Ich war wieder lustig, nicht entkräftet. ›Ein Wunder ist mit mir geschehen‹, dachte ich immer. Und wir strahlten und lachten uns gegenseitig an. Es war eine Wonne, und ich fühlte mich in die Zeit zurückversetzt, als die Kinder noch klein waren.

Ob es ihnen wohl auch so ging?

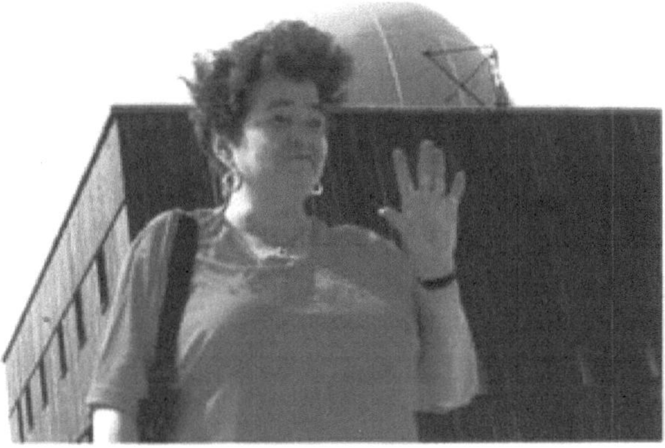

Zu Hause tanzte Dirk wieder mit mir, wir sangen zusammen, die Freude und die neue Lust zu leben waren grenzenlos für mich geworden.

Am Freitagnachmittag musste ich zur Massage gehen; diese hatten die Jungs für mich bestellt. Ich wollte nicht, aber an einen Rückzieher war nicht zu denken. Sie fuhren mit mir zur Behandlung und blieben draußen sitzen, bis ich aufgerufen wurde.

Dirk hatte mich früher zu Hause schon manchmal massiert, und mich aufgefordert, mir Massagen geben zu lassen. Ach, ich hatte andere Sorgen, dachte ich dann immer. Hier kam ich nicht drumrum. Es war schon in Ordnung, denn mein Retter hatte festgestellt, dass verschiedene Wirbel abgenutzt seien.

Sogar auf einem Pferd wollte ich reiten (schon immer ein heimlicher Wunsch von mir); aber das ließ sich Gott sei Dank auf die Schnelle nicht organisieren.

Nach einem gemütlichen Kaffeetrinken fuhren wir weiter zu einem Erlebnisbad. So etwas Herrliches, das hatte ich noch nie gesehen und erlebt. Vor der Wende hatte man zu so etwas gar keine Möglichkeit. Ich schwamm, ich strahlte, ich lachte, ich rutschte!

Was war nur mit mir passiert? Ich fühlte mich wieder wie 16.

Am Sonnabend nach Behandlung und Gespräch gemeinsam mit den Jungs, nach Saubermachen und Koffer packen ging es in Richtung Heimat. Einen Umweg musste ich in Kauf nehmen, denn Dirk wollte gern den Kyffhäuser sehen.

Punkt 20 Uhr waren wir zu Hause. Mein Mann kam später; er hatte es zu Hause allein vor Erwartung nicht ausgehalten und war zu meiner Schwester gegangen. Natürlich waren wir alle drei zunächst sehr enttäuscht. Wir gingen beizeiten schlafen.

An diesem Abend konnte ich noch nichts erzählen, aber am Sonntagnachmittag im Garten, dann ging es los.

Ganz in Ruhe sagte ich erst nur: »Du, Dietmar, ich bin gesund.« Er blieb ruhig und hörte mir zu. Ich erzählte dann alles von der letzten Woche, noch viel mehr, als ich niedergeschrieben habe.

Er strahlte immer mehr und sagte wiederholt: »Du schnapperst wie vor 25 Jahren.« Keinen Satz brauchte ich mehr abzubrechen, kein Wort musste ich suchen, wie es noch eine Woche vorher der Fall gewesen war. Mein Mann erkannte mich nicht wieder!

Die Frau, die er hat so selten lachen sehen, die immer weinerlich und traurig war, ob morgens oder abends, die sich so oft hinlegen musste, da die Kraft fehlte, die sich kaum unterhalten und sich nichts mehr merken konnte, aus ihr war ein Urquell, ein Energiebündel, eine lebenslustige, fröhliche Person geworden. Und das alles quasi über Nacht …

MEINE ERLEBNISSE IN EINER NEUEN WELT

Mein neues Leben ohne den ewigen Schatten um mich herum!

Der Sonntag, Ende Juli 1996, war der Beginn eines neuen Lebens für mich.

Nun, mit 53 Jahren, habe ich endlich beginnen dürfen zu leben, bewusst und mit Freude, mit einer Befreiung im Herzen, die für mich und meine Familie unbeschreibbar ist. Ich kann mein Glück kaum in Worte fassen!

Nur ich kann nachempfinden, wie meine Krankheit für mich war, und was ich jetzt erlebe!

Ich schreibe alles nach meinen innersten Empfindungen, es ist nichts übertrieben, alles habe ich mir in den letzten Wochen selbst erarbeitet.

Ein Albtraum, länger als manches Menschenleben, ist nun vorbei.

Die ganze Welt möchte ich umarmen, allen möchte ich es erzählen.

Alle sollen sich mit mir freuen!

Hat es das schon einmal gegeben, dass ein endogen depressiver Mensch mit Parkinsonscher Erkrankung nach vielen Jahren wieder klare Gedanken fassen kann? War schon einer vor mir in der Lage, innerhalb weniger Wochen seinen gesamten Lebensweg niederzuschreiben?

Ich weiß es nicht. Ich schreibe alles genau nieder, wahrheitsgemäß, so wie ich alles erlebte, für: die Kranken, die so dahinvegetieren, dahin siechen müssen, ohne Hoffnung sind, die Psychiater und Heiler, damit diese sich besser in andere Kranke hineinversetzen können, die Ärzte, die in diesen Kranken nur die ›unheilbaren Fälle‹ sehen, bei denen der Patient vor ihnen nur die ›Nummer X‹ ist, an dem man eine Medizin ausprobieren kann, für all jene, die heute so leiden, wie ich es durchhabe.

Einem nervlich gesunden Menschen werden meine Erlebnisse, die Situationen, die ich nun beschreibe, nichts weiter geben.

Mir aber sind sie Bestätigung und Wahrheit:

Ich bin wieder gesund, ich bin mir meiner körperlichen und geistigen Fähigkeiten wieder voll bewusst.

Allen Anforderungen, die das Leben ab jetzt an mich stellt, kann ich gerecht werden.

Ich fühle mich wie ein Kleinkind, das Schritt auf Schritt seine Welt neu entdeckt, ich spüre in mir eine Energie, die mich ständig durchströmt. Ich laufe besser, meine Augen brauchen den Weg vor mir nicht mehr suchen, ich sehe wieder das Auto, das von rechts oder links kommt, ich habe wieder automatisch einen Blick für die

Menschen neben mir.

Meine Halsketten kann ich plötzlich allein auf- und zumachen; und dabei dachte ich immer: ›Das ist nun so, du wirst eben älter.‹ Heute weiß ich, dass mir das Gefühl in den Fingerspitzen gefehlt hat.

Ich kann überhaupt nicht still sitzen. Den Garten sehe ich mit ganz anderen Augen, die ganze Natur beginne ich, bewusst und mit meinem Inneren zu sehen, in mich einzuverleiben, festzuhalten, aufzusaugen.

Ich höre das lustige Gezwitscher der Vögel,
ich erblicke die Blume in Nachbars Garten,
die Teerose auf dem Teich,
ich lausche dem Wind,
ich fühle die Sonne,
die sich auf meinem Körper ausruhen darf,
der ich nicht mehr entrinnen muss,
ich sehe das tänzelnde Laub in den Bäumen!

Beim Spazierengehen entdecke ich so vieles, für mich Wunderbares: Ich interessiere mich für die Schäfchen links meines Weges, für die Hühner, die munter umherstolzieren, die Vogelscheuche, die daneben steht. Sehe rechts neben mir das Unkraut am Wegrand, die Wiese, die sich anschließt.

Dort lugt ein Gänseblümchen hervor, da stehen ein Butterblümchen und die zarte, weiße Margerite. Ich entdecke Gräser, den Holunder, die Eberesche, die kleine Sonnenblume. Im Schrebergarten stören mich die verwelkten Blumen; ich muss sie gleich abschneiden! Die Bohnen sind abzunehmen, und ich tue es mit Freude. Die Blumensträuße für meine Mutti, für meine Schwiegertochter, für meinen Verwandten Matthias, für meinen Schwiegervater und für meine Wohnung oder für die kranke Nachbarin stelle ich mit Aufmerksamkeit und viel bewusster als vorher zusammen. Mit meinen Gartennachbarn beginne ich mich zu unterhalten, ich habe auch keine Angst mehr, allein in den Garten zu gehen.

Ich benötige keinen Bohnenkaffee mehr, um munter zu werden oder wieder zu Kräften zu kommen; alles erledige ich nahtlos, ohne Pause. Auf einmal kann ich alles besser abwägen, einschätzen, jeder Handgriff sitzt. Ich brauche mich nicht mehr laufend selbst zu fragen: ›Wo hast du dies gerade hingelegt? Was wolltest du gerade tun?‹ Das Durcheinandersein ist verschwunden. Weg ist das elendige Gefühl: ›Kein Gedanke erreicht mich mehr, und kein Gedanke geht aus mir heraus.‹ Die Maniküre war jedes Mal eine Anstrengung für mich, jeder Fingernagel wurde bei mir anders schief. Nun gelingt mir das Nagelschneiden wieder.

Ich beginne, an mir selbst, an meiner Person, an meinem Körper Freude zu empfinden. Ja, nun kann ich schon eher mal überlegen, welche Bluse passt zu welchem Rock, welcher Schuh kombiniere ich dazu? Was für eine Kette wäre geeignet? Wie ist das Wetter, welche Kleidung sollte ich tragen?

Eine bessere Frisur möchte ich haben und so weiter …

Ich überlege, was für ein Kleid ich für das bevorstehende Studententreffen kaufen soll.

Vor ein paar Wochen noch hatte ich Angst vor diesem Wochenende, wenn sich die ehemaligen Studenten mit ihren Ehepartnern treffen. Da es dieses Mal in unserer Nähe stattfinden würde, überlegte ich mir: ›Na, vielleicht können wir da zu Hause schlafen, nicht mit den anderen in der Jugendherberge. Mit wem soll ich denn da reden, ich habe doch die Gesichter und die Namen fast alle vergessen! Ich kann mich doch nicht mehr unterhalten, die anderen sind dann immer so lustig und freuen sich, dass sie sich wiedersehen. Und du, du bist doch so unsicher in allem geworden, und alle sehen, wie du zitterst, wie du dasitzt, ohne dich freuen oder lachen zu können. Du sitzt nur gezwungenermaßen dabei und wartest, dass das Treffen wieder vorbei ist und du wieder nach Hause fahren kannst.‹ All diese Gedanken in mir sind weg, die bangen Fragen sind wie weggeblasen, jetzt freue ich mich auf das Treffen.

Das ständige Gieren nach Kuchen, Eis,

Schokolade, Bonbons ist ebenfalls verblasst (Ursache waren bestimmt die Antidepressiva). Durch mein neues Tätigsein denke ich weniger an das ständige ›Essen‹, habe so in den letzten vier Wochen sechs Pfund abgenommen – ein herrlicher Nebeneffekt.

Meine dicken, wollenen Socken, die ich jeden Tag benötigte, liegen im Schrank. Ich leide nicht mehr an den ewig eiskalten Füßen tagsüber.

Meine Bank-Überweisungen allein ausstellen, das kann ich wieder. Die Sparkasse ruft nicht mehr an: »Sie müssen noch mal herkommen, die Kontonummer fehlt«, oder: »Die Unterschrift haben Sie vergessen!«

Meine Wohnung gefällt mir besser, ich erfreue mich an ihr. Alles entdecke ich im Vorbeigehen: Dass dort ein Fleck ist, dieser Topf könnte sauberer sein, das Kissen liegt schief, die Tischdecke ist verrutscht, da liegt etwas auf dem Teppich, im Kinderzimmer muss eine neue Gardine her, auf den Küchenschrank gehört ein neues Deckchen. Laufend verändere ich etwas. An alledem fand ich vorher kaum Gefallen. Meine Zimmerpflanzen entdecke ich neu: Aha, da kommt wieder ein neues Blatt, den Topf musst du bald umsetzen und so weiter …

Was kostete es mich für Kräfte, ständig die circa 60 Stufen zu unserer Wohnung hoch und wieder hinunter zu laufen. Jetzt hopse ich schnell einmal, um die Abfälle, Flaschen oder Sonstiges wegzuschaffen. Wie habe ich mich verändert!

Ich weiß wieder, wie der Fensterwirbel, wie der Wasserhahn gedreht wird, und muss es nicht erst ausprobieren.

Im Laufe der letzten Jahre sagte ich mir selbst: ›Was wird wohl noch passieren? Du wirst immer dümmer, immer dümmer. Warum ist das so? Warum bei mir?‹ Keiner sagte mir etwas, alle waren wahrscheinlich ratlos und ließen sich bestimmt nichts anmerken.

Bin ich unterwegs, habe ich Mühe, dass ich nicht alle Leute von Weitem schon anstrahle, alle anspreche. Immer war ich froh, wenn ich niemandem begegnete, mich mit niemandem unterhalten musste.

Alles quillt aus mir heraus, alles, was die unendlich lange Zeit in mir geruht hat, was ich nicht mehr artikulieren konnte.

Keine Kopfschmerzen mehr, kein laufender Druck im Kopf, keine Koliken, keine Magenbeschwerden, keine Übelkeit, das immerwährende Durcheinander – alles verschwunden.

Während der Gespräche mit meinem Retter habe ich ihn immer wieder gefragt: »Bin ich wirklich wieder richtig gesund?«

»Ja, glauben Sie mir, Sie sind gesund«, sagte er.

Träume ich denn? Ist es denn zu fassen?

Eine unvorstellbare Heilung ist geschehen – für mich, für meine Familie, für meine Verwandten und Bekannten kaum zu glauben.

Alle sind freudig benommen; das Unmögliche, eine Genesung, an die nicht mehr im Entferntesten zu denken war, ist eingetreten.

Mein ganzes Auftreten hat sich grundlegend, sozusagen um 360 Grad verändert, ich schweige nicht mehr, ich lache, singe und tanze, wenn ich allein in meiner Wohnung bin. Und ich weine oft vor Freude!

Ein merkwürdiges, beinahe unheimliches Selbstbewusstsein habe ich wieder erlangt, das zurzeit schier keine Grenzen hat.

Mit wie viel Freude und Geduld packe ich jetzt ein Geschenk ein!

Das Fernseh-Programm interessiert mich nicht mehr, ich bin ausgefüllt von mir und meinen neuen Interessen, mit meinem neuen Tatendrang ausgelastet.

Ich bin wieder offen für Kinder jeden Alters geworden. Früher, bei den Geburtstagsfeiern meiner Jungs, brachte ich die ›Kleineren‹ (sechs bis zehn Jahre etwa) ständig zum Lachen und zum ›Mund-offen-Halten‹, weil ich damals noch so lustige Geschichten spinnen konnte.

Letztlich habe ich ›Stadt-Land‹ mitgespielt, habe auf dem Schulcomputer herumprobiert, das Wissen vom Enkel meiner Schwester abgetastet und erfragt. Die letzten Jahre konnte ich mir nichts weiter mehr abringen als ein: »Na, wie geht's? Was macht die Schule, wie ist es im Kindergarten?«

Es kam mir selbst schon so vor, als konnte ich die Kinder, egal ob fremd oder bekannt, einfach nicht leiden. Ständig habe ich mich gefragt: ›Wie kann das nur sein? Du warst doch früher anders?‹ Doch auch das habe ich überstanden, ich empfinde wieder etwas für alle Kinder, spreche sogar manchmal ein kleines Kind unterwegs an.

Das Wetter, das mich immer belastet hat, egal ob es ein Tief oder ein Hoch war, stört mich nun nicht mehr. In den letzten Wochen ist mir nichts Besonderes aufgefallen, wenn es neblig war oder ein Gewitter nahte oder es schwül war.

Wo sind meine ständigen Begleiter, die Apathie, die Schwermut, die Kopfschmerzen geblieben? Hoffentlich sind sie für immer fort; sie haben mir mein Dasein sehr erschwert.

Das riesengroße Problem, einkaufen gehen, ist nun keins mehr – das erlebe ich jetzt vollkommen neu. Geht es mir jetzt endlich wie den gesunden Frauen? Wie armselig habe ich mich dagegen vorher gefühlt. Nicht mehr befangen gehe ich in die Läden, sondern mit Lust auf

Neues, mit Freude in mir, mit einem wunderbaren Gefühl im Herzen.

Soviel entdecke ich!

Was liegt dort, was gibt es da, was kaufen die anderen, diesen Käse hast du noch nie gesehen, was ist das für eine Limonade, was gibt es für Fischfilet-Sorten, wie teuer sind sie, das Eis hast du noch nie gekauft, diesen Bienenhonig noch nie stehen sehen. Ich kaufe nicht mehr drauflos, sondern mache mir Gedanken: ›Was kostet dies, was kostet das?‹

Wenn ich jetzt lese: ›Beutelgröße 20 x 30 cm, zum Einfrosten geeignet‹, kann ich beurteilen und mir vorstellen, ob diese Müllbeutel die richtigen sind.

Jetzt interessieren mich die Werbezettel von ALDI, LIDL, EDEKA, REWE und so weiter, die im Briefkasten stecken. Früher habe ich das alles nicht erfassen können, jetzt rechne ich mir genau aus, ohne mich dabei großartig anzustrengen, wo ich etwas einsparen kann. Nicht, weil ich es nötig hätte, sondern weil ich Spaß daran habe. Ein kleines Beispiel:

EDEKA: Fleckensalz, eine Packung mit kleinen Tütchen pro Bedarf, kostet mich bei X Gramm zum Beispiel 6,99 DM.

ALDI: Fleckensalz, eine Packung, der Inhalt lose, kostet mich bei X Gramm zum Beispiel knapp 4,00 DM. Mittels Dreisatz ermittle ich dann, was günstiger ist.

Immer, wenn sich in den letzten Jahren die Verwandtschaft über solche Vergleiche unterhielt, dachte ich: ›So ein Unfug.‹ Jetzt wird mir alles klar.

Das Bezahlen an der Kasse war immer ein schwieriger Akt für mich.

Ganz genau merke ich mir jetzt: Was hast du der Kassiererin an Geld gegeben, was musst du herausbekommen!

Beim Kleingeld habe ich oft meine Börse aufgehalten und gesagt: »Nehmen Sie es sich selbst heraus«, oder schüttete die Münzen gar auf die Ladentafel. Meine Finger haben die kleinen Geldstücke einfach nicht mehr gut greifen können.

Alles ist anders geworden!

Ich bleibe innerlich ruhig, wenn ich einen Scheck ausstellen muss, auch wenn noch andere Kunden hinter mir stehen.

Jahrelang bin ich nur noch möglichst in die Geschäfte gegangen, die ich genau kannte, wo ich mir hatte merken können, wo was liegt. Da konnte ich zielsicher, ohne herumsuchen zu müssen, meine Sachen einkaufen. Bei dem REWE-Markt in unserem Ort, wo es eine größere Auswahl an Waren gibt, bin ich wie blind an den Regalen vorbeigelaufen. ›Nur weiter, schnell‹, dachte ich bei mir, ›spar dir deine Energie und verschwende sie nicht für Blicke auf Sachen, die du sowieso nicht mehr verstehst, nicht mehr beurteilen kannst.‹

Selbst die Sockengröße meiner Männer hatte ich vergessen und falsche gekauft. Nur vom Sehen her konnte ich nie sagen: Das könnte passen. Einzig die Hemdgröße von meinem Mann vergaß ich nie. Stets konnte ich mich nur auf das konzentrieren, was auf meinem Einkaufszettel stand.

Jetzt suche ich in unserem Ort auch Geschäfte auf, in denen ich noch nie oder nur ganz, ganz selten war. Ich schaue mir interessiert die Auslagen an, denke nicht mehr: ›Hoffentlich sieht mich niemand!‹, und frage die Verkäuferinnen aus. Nicht mehr stotternd wie früher, als ich kaum wiedergeben konnte, wonach ich eigentlich suchte, sondern ganz normal.

Als ich aus meinem Urlaub zurück war, unternahm ich dienstags meinen ersten, richtig erfolgreichen Einkauf! Für andere eine Bagatelle, für mich das Erlebnis! Tags zuvor fragte ich eine Nachbarin: »Sag mal, wo hast du deinen Fahrradkorb her?«

»Na, den gibt es im Laden X, am anderen Rande der Stadt.«

Los ging es. Mit meinen ›Wanderschuhen‹, Geld und Beutel ausgerüstet machte ich mich auf den Weg. Nie hätte ich so eine Strecke vorher laufen können, doch ich merkte: ›Die Kräfte verlassen dich nicht, du schaffst es.‹ Ich entdeckte die besagte Einkaufshalle, sah die

Fahnen, die Werbeplakate. Wie war ich glücklich, als ich den Fahrradkorb fand, wie wahnsinnig froh, mir selber bestätigen zu können: ›Das ist er, genau diesen hat sie mir gezeigt, nur in einer anderen Farbe!‹ Nie hätte ich mir das vorher so merken können. Jetzt war auch mir einmal etwas gelungen, was für tausend andere Menschen ganz selbstverständlich ist.

Zwei Tage später gelang mir sogar ein kleines Meisterstück. Für das renovierte Bad war ein neuer Spiegel nötig. Ich wusste, dass mein Mann erst am Wochenende Zeit zum Einkaufen haben würde. So fuhr ich selbst in einen Baumarkt. Zielgerichtet sprach ich eine Verkäuferin an, ließ mir die Spiegel zeigen und mich unverbindlich beraten. Allein gelassen, studierte ich Maße und Preise, bis ich drei Spiegel in der engeren Auswahl hatte. Am Abend beschrieb ich meinem Mann voller Stolz die drei ausgesuchten Spiegel. Als wir Tage später zusammen in der Halle waren, fand ich zügig den richtigen Gang und zeigte ihm die infrage kommenden Exemplare. Wir kauften schließlich auch einen der von mir ausgewählten Spiegel. Beim Hinausgehen überkam mich ein Glücksgefühl: ›Renate, das hast du doch noch nie zustande gebracht!‹ Früher hatte ich so etwas stets meinem Mann überlassen, ich hatte wenig Vorstellungsvermögen, wenn es um Größe oder Aussehen irgendwelcher Möbel oder

Einrichtungsgegenstände ging. Was wir am Ende kauften, war mir meist egal. Dieses Mal hatte ich den Einkauf selbst in die Hand genommen.

Am letzten Wochenende im August hatte mein Mann Geburtstag. Mein Sohn Heiko kam mit unserer Enkeltochter Natalie zu Besuch, und zur Feier waren auch meine Schwiegermutter, meine Schwester und meine Schwägerin eingeladen. Bei solch einer Feierrunde war es immer üblich gewesen, dass ich mich mit Dietmar lange vorher zusammen setzen musste, um für die Mahlzeiten und den Einkauf alles genau zu planen und aufzuschreiben, da ich schnell alles wieder vergaß und, je näher so eine Feierlichkeit heranrückte, kopfloser und immer mehr durcheinander wurde. Als sich mein Mann wie gewohnt zu solch einer ›Besprechung‹ hinsetzte und mit mir alles durchgehen wollte, sagte ich nur: »Nein, Dietmar, diesmal habe ich mir alles schon selbst überlegt. Mein Plan steht. Du brauchst dich einzig und allein um die Getränke zu kümmern.« Er war ganz platt – so was hatte es noch nie gegeben.

Maritta, meine ehemalige Nachbarin, klingelte neulich nachmittags bei uns. Sie ist schon länger in eine andere Wohnung gezogen, und wir hatten uns eine Weile nicht gesehen. Als die Tür aufging und sie mich sah, war sie ganz überrascht. Ich erzählte ihr stundenlang von meiner Gesundung, und sie lauschte meinen erstaunlichen Berichten aus dem Harz und blieb bis gegen 21 Uhr bei uns in der Wohnung. Hatte sie früher bei unseren Gesprächen viel mehr geredet als ich, war ich diesmal der Hauptakteur unserer Unterhaltung. Wir haben dabei gelacht, uns gefreut, geweint vor Glück, und uns in einer Tour angestrahlt.

Bis vor sechs Jahren war sie meine Flurnachbarin. Fast jeden Tag habe ich auf sie gewartet; wenn ich merkte, sie kommt nach Hause, habe ich vorsichtig geklingelt. Ich hatte zu ihr Vertrauen, nie guckte sie böse, wenn ich kam, immer lachte sie mich an. Trotz ihrer Ganztagsstelle und ihrer familiären Verpflichtungen hat sie immer gesagt: »Renate, komm herein, komm setz Dich!«

Mit ihr konnte ich ein paar Worte reden, bei ihr sitzen, eine Zigarette rauchen. Was ich für den Haushalt wissen musste, erklärte sie mir. Wenn ich ohne Kraft und geistig leer dalag, machte sie für mich den Hausflur sauber. Sie backte auch mal etwas oder machte einen Salat, wenn Hilfe nötig war.

Nun erinnerte sie mich an eine Begebenheit, die sich erst in diesem Frühjahr zugetragen hatte. Sie war gerade bei EDEKA einkaufen, als sie mich sah, wie ich ratlos vor den Regalen umherstand und nicht ein noch aus wusste. Ich hatte nur zwei Sachen im Korb liegen, konnte aber nicht mehr herausbekommen, ob das Geld noch für ein Paket Kaffee reichen würde. Sie war mir zu Hilfe gekommen, hatte es mir erklären wollen, aber kapiert hatte ich nichts. Gemeinsam bezahlte sie dann mit mir an der Kasse, fuhr mich mit dem Auto nach Hause, weil sie so eine Angst um mich hatte.

›Renate‹, denke ich jetzt immer wieder, ›in welcher Welt hast du jahrelang gelebt? Nie konntest du lachen, deine Augen waren immer leer, dein Blick war wie verschleiert.‹ Wie viele Jahre haben mich Verwandte und Bekannte genauso erlebt wie Maritta an jenem Frühlingstag in der Kaufhalle?

Sie erzählte auch, dass ich eines Tages bei ihr an der Tür geklingelt habe, und an beiden Unterarmen war Blut zu sehen! Hatte ich einen ernsten, schlimmen Schritt geplant, und dann Angst bekommen? Wollte ich mich interessant machen? Nein, das glaube ich von mir selbst nicht. Aus meinem Zustand wollte ich nie eine ›besondere Geschichte‹ machen, also musste um mich her wieder vollkommene Dunkelheit geherrscht haben.

Wir gingen in die Küche, denn das Abendbrot wollte ich zubereiten. Sie sah mir zu, staunte. »Ein Film fließt an mir vorüber!«, sagte sie immer wieder. Ungläubig kommentierte sie meine Handgriffe: »Wie gezielt sind jetzt deine

Bewegungen, du brätst die Schnitzel, du unterhältst dich mit mir, gleichzeitig räumst du alles schon wieder auf, nun machst du nebenbei auch noch Toast … Du kommst nicht durcheinander! Und wo ist das Zittern hin?« Maritta kannte mich bis heute nur weinend, nichtssagend, gehemmt, entkräftet.

Am späten Vormittag hätte ich oft noch im Morgenmantel dagesessen, Kaffee getrunken, etwas gegessen, aber ohne Morgentoilette, so meinte sie. »Heute kann ich nicht, Maritta«, hätte ich ihr gesagt, »heute bleibe ich sitzen. Hoffentlich kann ich etwas aufräumen bis zum Abend, wenn Dietmar heimkommt«, hätte ich weiter gejammert, erinnerte sie sich, aber das alles sei nun auf einmal, wie durch ein Wunder, verschwunden und vergessen. Sie lerne gerade einen anderen Menschen kennen, gestand sie mir.

Länger schon hatte ich mich auf den Besuch meiner Schwägerin Sigried gefreut. Vor ihrem Besuch ging ich in den Garten, um ihr einen Blumenstrauß zu pflücken. Seit ich mich gesund fühle, nehme ich jede Blume einzeln in die Hand, prüfe nach Farbe und Größe, ob sie zu den anderen passt. Nehme ich einen bunten Sommerstrauß oder nur Blumen einer Sorte?

Nachdem der Strauß gepflückt war, legte ich mich für eine Weile in die Gartenschaukel und ließ mich treiben. Die Natur und ich, wir waren eine Einheit, ich fühlte mich so wohl, war so glücklich, wie es in den vergangenen zwanzig Jahren nie möglich gewesen war. Durch die Markise schien die Sonne, ich genoss ihre wohlige Wärme, der eine oder andere Vogel zwitscherte über mir, und ich dachte, er singe nur für mich. Der Wind wehte, strich über meinen Körper, ich hörte ihn in den Bäumen und Sträuchern rascheln. Alles sog ich selig in mir auf.

Als zu Hause meine Schwägerin erschien, ging ich ihr entgegen, irgendwie fühlte ich mich eins mit ihr. Sie hatte mir in den vielen Jahren meiner Krankheit sehr geholfen und immer zur Seite gestanden. Wie oft kam sie mich im Krankenhaus besuchen. Einmal hatte sie mich zu meinem Geburtstag, ausgerüstet mit Tassen, Untertassen, Kaffeekanne, Kuchen, Servietten, Kaffeesahne und zwei Kerzen, im Krankenhaus besucht. Das war für mich eine riesengroße Überraschung und ich freue mich heute noch darüber. Über Jahre rief sie mich immer donnerstags an und erkundigte sich nach meinem Befinden. Wenn wir unsere Geburtstage feierten, war sie stets diejenige, die mit aufstand und mir in der Küche half. Sigried ist sehr hilfsbereit und zuverlässig. Bei ihr hatte ich immer das Gefühl, dass sie mich ein wenig verstand.

Wir freuten uns beide, als wir uns sahen. Sie war erstaunt über mich: abgenommen, die Haare nett, das feinste Kleid hatte ich mir angezogen, meine liebsten Sandaletten und die passenden Strumpfhosen dazu. Alles passte zusammen. Strahlend sah ich sie an.

Sie konnte meine Veränderung kaum fassen: »Das gibt es nicht, Renate! Wer dich noch so kennt, wie du warst, würde nie glauben, dass du der gleiche Mensch bist.«

Als Dankeschön für alles, was sie in den Jahren für mich getan hatte, legte ich ein Geschenk auf den Tisch. Das Päckchen stach ihr sofort ins Auge. Ich hatte es mit großer Sorgfalt eingepackt. Sie wollte erst gar nicht glauben, dass ich das gewesen war. Dies war wieder eine Bestätigung für mich, denn ich hatte immer wenig Geschick für so etwas bewiesen.

Mit viel Freude und unter vielen Tränen packte sie das Päckchen aus, ich saß dabei, freute mich wahnsinnig mit ihr, da ich merkte, ich hab genau das Richtige getroffen. »Renate, kannst du Gedanken lesen? Ich habe mir kürzlich im Urlaub einen Pullover gekauft und gedacht, wenn es klappt, kaufe ich mir die passende Kette dazu. Ich wollte mir haargenau diese kaufen.« Es war eine Bernsteinkette, dabei ging es mir nicht um den materiellen, sondern mehr um den ideellen Wert.

Wir tranken dann Kaffee und aßen Pizza dazu – mal etwas anderes als Kuchen. Wein oder Sekt, nichts davon brauchten wir. So schön unterhielten wir uns über Gott und die Welt,

dass wir gar nicht merkten, wie die Zeit verging, und sie hatte zu tun, dass sie den Zug noch erreichte.
Auch das Wiedersehen mit meiner Enkeltochter Natalie verlief diesmal ganz anders als gewohnt. Meine innersten Empfindungen für die Kleine kann ich jetzt niederschreiben, die Freudentränen kullern.

Wie freute ich mich im letzten Jahr auf dieses kleine Wesen, welches in sieben Monaten auf die Welt kommen sollte. Das erste, lang ersehnte Enkelchen hatte sich angemeldet!

Nach ihrer Geburt im Januar fuhren wir wahnsinnig vor Neugier und Erwartung zu unserem ersten Besuch. Aber was war nur los mit mir? Ich nahm die Kleine an mich, im nächsten Moment gab ich sie wieder her. Ich brachte kaum ein paar Worte für sie heraus und beobachtete sie lieber aus der Ferne. Dasselbe passierte bei uns zu Hause, mich interessierte sie nicht sehr. Als wir spazieren gingen und ich den Kinderwagen schob, fühlte ich eine engere Beziehung in mir aufsteigen. Wenn ich zusammen mit meinem Mann die Videokassette mit Aufnahmen von der Kleinen ansah, ja, dabei konnte ich mich wahnsinnig freuen, aber merkwürdigerweise nicht, wenn ich sie auf dem Arm hatte.

Nun also kam Heiko mit seinem und unserem Sonnenschein zu Besuch. Voller Erwartung und Freude sauste ich an die Tür, als es klingelte. Die Kleine sehen, strahlen und sie auf den Arm nehmen, das war alles eins. Was war mit mir passiert?

Nun kann ich sie ganz innig drücken, ich will sie nicht mehr hergeben. Ich habe meinen Sohn beobachtet beim Wickeln, Anziehen und Füttern. Mit einer inneren Riesenfreude will ich das alles selbst machen.

Am Vormittag bin ich vielleicht eine Stunde mit ihr auf dem Arm durch die Wohnung gezogen, habe sie an mich gedrückt, Wange an Wange, hab ihr viel erzählt, all die Kinderlieder wollte ich wieder singen, die ich schon meinen Jungs vorgesungen habe.

Die kleine Natalie hat ein ganz fröhliches Wesen, genau wie ihre Mama. Fängt man mit ihr zu reden an, lacht sie.

Heiko hatte ihren Sitz auf einem Stuhl in der Küche befestigt, während ich kochte. So plapperte ich mit ihr, ich sang ihr laufend was vor, knuddelte mit ihr und streichelte sie. Sie hat gelacht, gezappelt, wollte mitträllern. Sie war ganz geduldig.

Erst mit meiner unverhofften Gesundung ist es mir gelungen, eine derartige Innigkeit mit ihr aufzubauen. Eine Innigkeit, wie ich sie sonst nur für meine Jungs empfinde.

Die kleine Enkeltochter nur für mich zu haben, war bisher kein verlockender Gedanke. Dieses Mal aber hätte ich sie so gern zu Hause behalten, der Abschied fiel mir wahnsinnig schwer.

(Meine Freudentränen kommen wieder, wieso kann ich mich plötzlich so öffnen? Was hätte ich in meinem Leben noch alles verpasst?)

Nie konnte ich die Liebe, die meine Verwandten und Bekannten für ihre Enkelkinder zeigen, nachempfinden, nun kann ich es.

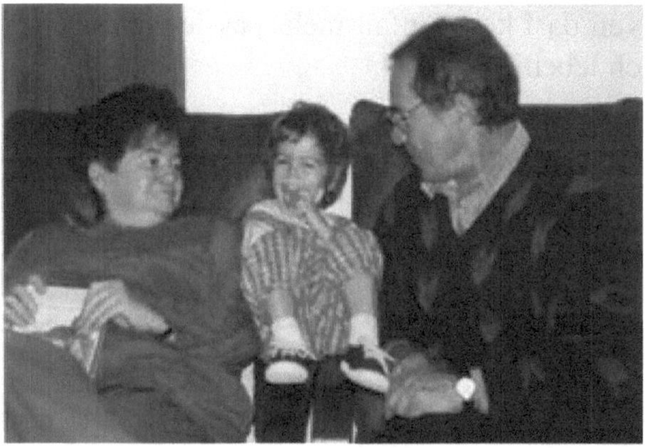

Mein Leben ist um Vieles reicher geworden.

Meine nächsten Ziele für die kommende Zeit sind:

Ich werde lernen, auf einem Computer zu schreiben. Nächstes Jahr möchte ich den Führerschein machen. Seit ich denken kann, habe ich immer Lehrerin werden wollen. Als Kind habe ich schon immer eine gespielt. Ich spüre pädagogische Fähigkeiten in mir, die ich vielleicht nutzen werde. Oder wenn ich kranken Menschen durch meine Erkenntnisse, meine Energie helfen könnte, wäre es mein größtes Glück.

Sollten mein jetziger Gesundheitszustand und meine jetzige Energie erhalten bleiben, glaube ich, nein, bin ich felsenfest davon überzeugt, dass ich davon manches schaffen werde! Nun darf kein Unfall mehr passieren, nun will ich leben!

Ich freue mich plötzlich,
dass ich auf der Welt bin,
dass ich gesund leben darf,
dass ich geliebt werde,
dass ich plötzlich so viele Menschen gern habe,
dass ich alt werden will.

Ich war die Gefangene, die Geknechtete meiner selbst, meiner Komplexe, meiner Hemmungen, meiner Gefühle, meiner Ängste und Nöte, der gesamten Qualen meiner Seele, seit ich mich erinnern kann, bis zum 28. Juli 1996.

RÜCKSCHLÄGE UND ENT-TÄUSCHUNGEN

1996 – 2003

Bald nach den schönen Wochen im Sommer 1996 kamen aber schon wieder dunkle Wolken auf mich zu. Der Parkinson war weg, geheilt, doch die Depressionen waren dadurch nicht verschwunden.

Ich konnte nichts mehr essen, hatte keinen Appetit und nahm in kurzer Zeit 20 Pfund ab. Kopf- und Kreuzschmerzen, Aufgeregtheit und Angstzustände waren an der Tagesordnung. Ich wurde manisch-depressiv. Die Nächte hatte ich zum Tag gemacht, räumte dann meine Schränke aus und ein, aber am Tage fand ich auch keinen Schlaf. Mir wurde bewusst, dass ich eine erneute neurologische Behandlung brauchte, und ich holte mir Rat in der Klinik *Schwedenstein* in Pulsnitz, wo mich eine Ärztin an Frau Dr. Gust in Großröhrsdorf überwies.

An einem Freitag war meine Schwägerin bei uns, sie sollte an meiner Kleidung ein paar Änderungen vornehmen. Als mein Mann heimkam, wollte er sie nach Hause fahren. Plötzlich sagte ich zu ihm: »Nimm mich mit, sonst sterbe ich.« Also fuhr ich mit. Auf der Hinfahrt im Auto wurden meine Augen ganz schmal und die Zehen und Finger wurden kalt.

Auf der Heimfahrt sagte ich wieder: »Fahre zum Doktor, sonst sterbe ich.« Der Doktor gab mir eine Beruhigungsspritze und es ging nach Hause. Zu Hause ging dieser Wahnsinn weiter und wir mussten den Notarzt holen. Er meinte, ich sei ein Fall für die Neurologie. Aber wir hatten geplant, zu Dirk und Heiko nach Berlin und am Sonntag darauf zu Herrn Giebler in den Harz zu fahren, und davon konnte mich keiner abbringen. Also fuhren wir Samstag früh zu Dirk; wir waren zum Frühstück verabredet. Dort brach ich zusammen. Weiter ging es zum Heiko. Dort passierte mir Gott sei Dank nichts. Wir aßen gemeinsam und gingen spazieren. Sonntagmorgen ging es weiter in den Harz. Auf der Fahrt fühlte ich mich nicht besonders wohl; bei der Begrüßung mit Herrn Giebler brach ich in dessen Wohnung wieder zusammen und später noch zweimal in unserer Ferienwohnung. Herr Giebler und mein Mann trugen mich auf die Couch. Ich rief oft nach meinem Mann und wir unterhielten uns über unsere gemeinsame Zeit.

Ich blieb ruhig und ging am Abend schlafen. In der Nacht gegen halb drei weckte ich meinen Mann und sagte ihm: »Dietmar, ich sterbe.« Nun wurde es ernst, denn ich merkte, wie die Kälte mir bis in den Bauch stieg. »Ich schlafe ganz ruhig an deiner Seite ein. Hole schnell Herrn Giebler, damit du nichts zu bereuen hast.«

Er ging und kam mit dem Hausherren zurück. Ich musste mich aufsetzen und er begann mit seinen Armen kräftige Bewegungen zu machen. In mir begann sich etwas zu regen und das Kältegefühl, das mittlerweile im Bauch war, verschwand langsam.

Am Morgen bestätigte er mir, dass meine Angst zu sterben berechtigt war. Bei der Rückreise fing diese Panik wieder an. Wir mussten die Fahrt in Nordhausen unterbrechen und einen Arzt aufsuchen. Dort bekam ich eine Spritze, worauf sich die Angst verlor. Zu Hause kehrte dann endlich Ruhe in mir ein.

Wieder in Pulsnitz konnte ich bei einem Spaziergang mit Christa, meiner Schwester, plötzlich nicht mehr laufen, sie musste mich förmlich nach vorn schieben. Ein Augenlid war dazu nach unten gefallen und mein Mund hatte sich verzogen. Mit Hilfe ihres Mannes brachten sie mich nach Hause in die Wohnung. Die Ärztin schickte mich sofort nach Dresden zur Computertomographie, aber es wurde nichts Ernstes festgestellt.

1998

Im Mai 1998 begannen bei mir massive Schlafstörungen. Keine Medizin brachte mich zum Schlafen. Im Juli überwies mich meine Nervenärztin, Frau Dr. Gust, in das Krankenhaus Arnsdorf. Ich nahm an, dass ich mit drei Wochen Behandlung davonkomme, aber ich sollte mich getäuscht haben. Trotz anderer Medizin schlief ich meistens nur von halb abends 11 Uhr bis 3 Uhr nachts, was sich auch nicht gleich änderte.

Im September – aus drei Wochen waren immerhin drei Monate geworden – fühlte ich mich wieder wohl und bestand auf meine Entlassung, was ein großer Fehler war. Am Freitag fuhr ich nach Hause und musste bereits am Sonntag zur Hausärztin, weil ich merkte, es geht noch nicht. Am selben Tag fuhr mich mein Mann mit starker Depression wieder ins Krankenhaus.

Der Tagesablauf war wie folgt: Morgens 6.30 Uhr aufstehen, zum Blutdruckmessen gehen. 7.00 Uhr Morgensport und 7.30 Uhr Frühstück. 8.00 Uhr begann die Arbeitstherapie; jeder Patient hatte dafür eine festgelegte Zeitdauer. Zur Auswahl standen die Keramik- und Papierabteilung, die Elektrowerkstatt, die Korbmacherei und die Weberei. Ich hatte mich immer für die Papierabteilung entschieden. Da gab es einfache Arbeiten zu erledigen, wie falzen, stempeln, Bänder eintüten, Kalender fertig stellen und so weiter. Ich brauchte meistens nur eine Stunde zu gehen. Dann gab es noch die Malgruppe, die Sport- und die Kochgruppe, in dieser war ich. Dort backten wir Kuchen und Quarkkeulchen, bereiteten Salate zu, kochten Soljanka und verschiedenes mehr. Dann gab es den Küchendienst, den erledigten immer zwei Personen, den Blumendienst, ebenfalls für zwei, den Labordienst, und den Staubwischdienst für den Aufenthaltsraum. Diesen konnte einer bewältigen. Ich übernahm den Küchendienst immer gerne, die anderen Dienste hingegen kaum.

Meine Behandlung wurde fortgesetzt, und so hatte ich Anfang November wieder das Gefühl, ich sei gesund. Freitag kam ich heim, da habe ich noch gekocht und gebacken, und am Montag lag ich schon wieder flach mit einer sehr schweren Depression. Ich musste wieder zur Ärztin, und die sagte mir: »Frau Ledrich, wie Sie hier sitzen, so habe ich Sie noch nicht gesehen. Ich fürchte, Sie müssen wieder ins Krankenhaus.«

Also ging es wieder los. Diesmal wurde ich siebenmal mit Strom geschockt. Mir wurde immer elender zumute. Doch diese Behandlung brachte überhaupt nichts ein. Nun musste ich mehrere Tage ohne Medizin auskommen. Mir war hundeelend. Da kam mein Sohn Dirk zu

Besuch und redete mir gut zu. Er sagte mir, dass ich es nur noch drei Tage ohne meine Medikamente aushalten müsste, dann würde es aufwärts gehen. Er hatte sich vorher mit den Ärzten unterhalten. Ich wusste inzwischen nicht mehr, ob ich Männlein oder Weiblein war, ich war geistig ganz durcheinander. Dirk versprach ich, durchzuhalten, und daran klammerte ich mich fest. So überstand ich die Zeit. Dann begann man die Behandlung mit Trevolor. Diese schlug langsam an, aber zum Wochenendurlaub durfte ich immer noch nicht. Das waren für meinen lieben Mann, der seit Monaten alleine zu Hause saß, auch sehr schwere Zeiten.

Weihnachten durfte ich dann endlich auf Urlaub nach Hause. Allein die Tatsache, dass ich zum Fest bei meinen Lieben sein konnte, war eine Freude, aber verrichten konnte ich überhaupt noch nichts. Anfang Januar ging es mir besser und da wurde ich nach Dresden in das Krankenhaus Friedrichstadt überwiesen, wo meine Nieren untersucht wurden. Wie man feststellte, gab es Gott sei Dank keinen chronischen Schaden. Da die eine Niere nicht mehr voll funktionstüchtig war, sollte ich viel trinken. Das Lithium, wie erst angenommen wurde, war daran nicht schuld. Am zweiten Tag in Dresden wurde mir so komisch; ich dachte, es sind Entzugserscheinungen, weil ich kein Lithium einnehmen sollte. Da hatte ich mich geirrt. Es war wieder eine heftige Depression, mein Kopf fühlte sich erneut hohl und leer an. Deshalb wurde ich schnellstmöglich wieder nach Arnsdorf gebracht. Das vierte Mal innerhalb eines dreiviertel Jahres. Dort angekommen, wurde ich gleich in die Arbeitstherapie eingeteilt, aber es ging noch nicht. Dann rappelte ich mich langsam auf, nahm daran teil und konnte nach einer Zeit sogar einkaufen gehen. Das war immer ein sehr gutes Zeichen gewesen.

Anfang Februar hatte ich zusammen mit meinem Mann ein Arztgespräch, wo eine Frau Doktor mir sagte, ich könne zum Wochenende nach Hause, dürfe aber nichts im Haushalt erledigen, sondern nur Sachen unternehmen, die mir Spaß machen. Es wurden wacklige Wochenenden. Das eine war so schlimm, dass mich mein Mann Sonntag früh um 7.00 Uhr wieder ins Krankenhaus zurückbringen musste. Ich dachte, ich würde irre, es war zum Verzweifeln. Daraufhin erhielt ich für eine Woche Bettruhe.

Nun hatten wir als nächstes Ziel Ostern 1999 für eine Entlassung anvisiert. Diesen Termin wollte ich unbedingt halten. Jeden Tag und jede Woche habe ich am Kalender abgestrichen. Langsam kam der ersehnte Tag näher. Ich fühlte mich beschwingt, war aber dem Leben zu Hause noch nicht gewachsen. Ich bekam Zustände, ich wollte aus dem Leben gehen, ich dachte, nun sei es so weit, ich sei nun an der Reihe. Mehrmals mussten wir den Notarzt holen, weil mich das Thema nicht losließ. Frau Doktor Gust sagte mir, dass ich wieder ins Krankenhaus müsste. Ich widersprach ihr heftig. Ich wollte die Station und die Anlagen nicht mehr sehen, acht Monate reichten mir. Mitte Mai jedoch wurde mir eines Nachts klar, dass ich doch wieder in die Klinik gehen musste. Mein Mann regelte alles mit der Ärztin, und so blieb ich nochmals für vier Wochen auf Station.

Diesmal endlich fühlte ich mich schnell entschieden besser und ich wurde erneut entlassen. Eine leichte Depression, die mich nun doch wieder überfiel, kämpfte ich nieder. Darum wollte ich mich dann zu Hause kümmern.

JULI 2000

Ich war schon seit mehreren Wochen depressiv. Den Tiefpunkt erreichte ich in der Woche zum Halbjahresende. Ich nahm laufend Faustan-Tabletten ein, und am Sonntagabend, den 02.07.2000, einen ganzen Schwung davon. Mein Gedanke war: ›Irgendwie und irgendwann werde ich schon wieder aufwachen.‹

Montag früh kam es Dietmar komisch vor, dass ich einfach nicht wach werden wollte, und er rief den Notarzt. Ich kam nach Kamenz, dort wurde ich behandelt, und am Dienstag wurde ich wieder in das Krankenhaus Arnsdorf, auf die Station 8 B, gebracht. Dort ging es mir soweit besser, ja, wenn das Wochenende nicht gewesen wäre. Da war zu Hause mit mir überhaupt nichts los. Das verschwieg ich meiner Ärztin, denn ich wollte unbedingt wieder nach Hause. Als ich am 11.07.2000 entlassen wurde, spürte ich aber schon selbst, dass es zu früh war. Trotzdem wollte ich es alleine schaffen.

Seit diesem Wochenende nun lag ich nur noch auf dem Sofa, mich interessierte keine Zeitung, kein Fernsehen und sonst auch nichts. Zweimal war ich einkaufen, was mich sehr angestrengt hat.

Die wichtigsten Arbeiten habe ich erledigt, aber in einem ganz anderen Zustand als sonst.

Deshalb habe ich noch einmal bei Frau Gust um ein Bett in der Klinik gebeten.

SEPTEMBER 2000

In der Klinik habe ich schlimme Zeiten durchgemacht, fast eine Woche lang hab ich Tag und Nacht nicht geschlafen. Kein Schlafmittel half, bis ich schließlich etwas extrem Starkes, eine Art Sirup, bekam. Damit habe ich gut schlafen können. Mitte September wurde ich entlassen.

NOVEMBER 2001

Mitten in der Nacht rief mich jemand: »Frau Ledrich, kommen Sie zum Verhör.« Ängstlich ging ich an den Schränken entlang, denn ich wusste nicht, wo ich war. Als ich zur Tür herauskam, erkannte ich meinen Flur. In der Stube war es finster. Es konnte niemand in der Wohnung sein. Wieder im Bett hörte ich auf einmal Musik. Ich machte das Fenster zu. Ich bemerkte später, dass die Musik in meinem Kopf war. Gegen Morgen ging es weg.

In einer anderen Nacht fiel ich aus dem Bett und kam nur sehr beschwerlich wieder hinein. Am Morgen knickten mir dann meine Knie laufend ein, und die Hände verloren alles, was sie halten sollten. Ein paar Tage später war es wieder vorbei. Ich bekam von meiner Ärztin eine Spritze.

In Arnsdorf hatte man mir bei einem Aufenthalt offeriert, dass ich Schlafwandler sei. Da tue man nachts Dinge, die man nicht kontrollieren könne und von denen man am nächsten Tag nichts mehr wüsste. Außerdem sagte man, dass mein Blut vollkommen vergiftet sei, aber um das zu korrigieren, hätte man diesmal keine Zeit mehr, da gerade meine Entlassung aus dem Krankenhaus bevorstand.

2002

Eines Tages wachte ich aus dem Mittagsschlaf auf und wusste nicht, wo ich war. Erst dachte ich, ich sei im Schlafzimmer meiner Mutter. Ich wurde munter, und es dauerte lange, ehe ich zu mir kam. Ich dachte, hinter der Tür sei ein großer See oder ein langer Flur. Als ich die Tür aufmachte, war ich so froh, dass ich nur in unserem Flur stand.

APRIL 2003

Im Kopf regierte die Depression, ließ meine Gedanken nicht so tanzen, wie ich es gerne gehabt hätte, dazu kam abermals die Wetterfühligkeit. Meine Augenlider waren nun schon zweimal operiert worden, weil sie sich senkten. Und ich war an grauem Star erkrankt und brauchte nun eine Brille. Mein rechtes Ohr ist bereits seit meinem 12. Lebensjahr fast taub. Meine Leber war durch eine Gelbsucht im Jahre 1966 angekratzt. Meine Bauchspeicheldrüse arbeitete nicht richtig, daher die Diabeteserkrankung. Die Gallenoperation war dringend nötig, da ich jahrelang unter heftigen Koliken zu leiden hatte. Meine linke Niere war ebenfalls angegriffen. Zudem habe ich eine Schrumpfblase, wodurch ich sehr oft urinieren muss. In den Waden steckte bereits das Rheuma, ich trug Einlagen und hatte einen gebrochenen Zeh. Außerdem hatte ich Wasser und vergiftetes Blut.

FRAGEN

Früher war ich lustig. Kann ich das heute auch noch sein? Habe ich immer noch so große Pupillen?

Schauen deshalb die Leute schnell weg, wenn sie mich ansehen?

Warum versteht mein Inneres niemand?

Warum wird mir meine kleine Invalidenrente geneidet?

Warum denken manche, dass ich nur keine Lust habe und Mühe scheue?

Warum kann ich nicht mehr lächeln?

Warum habe ich in der Sportgruppe mit niemanden geredet?

Warum habe ich mich in der Rentnergruppe selbst ausgegrenzt, obwohl wir schöne Erlebnisse miteinander hatten?

Warum zittere ich beim Essen, wenn ich unter Leuten bin?

Warum kann ich nicht auf den Friedhof gehen?

Warum kann ich das Wort ›Arnsdorf‹ nicht mehr hören?

Warum stören mich Kinder im Schulalter?

Habe ich überhaupt richtig gelebt?

MEINE MUTTER

Meine liebe Mutti!

Auf den vielen Seiten, die ich geschrieben habe, konnte ich fast nie Mutti schreiben, sondern immer nur ›M‹. Heute schreibe ich das letzte Mal über Dich.
1983 wolltest Du Fenster wegschaffen und bist dabei die Treppe im Haus hinuntergestürzt und kamst ins Krankenhaus. Dort verfeindetest Du Dich mit Deiner Zimmergenossin. Doktor Dietrich empfahl Dir und uns, dass Du in das Feierabendheim gehen sollst, wozu Du Dich auch bereit erklärt hast. Deine erst leichte Verkalkung, die wir kaum bemerkt haben, wurde ernst. Du ließest Sachen von Dir verbrennen und bist einmal nackt im Heim umhergelaufen. In Deinem Drei-Bett-Zimmer warst Du auch nicht gern gesehen. Du sagtest mir oft: »Ich darf nicht mitessen.« Also kam ich mit zu Dir, um zu sehen, was da los war. »Ja«, sagte die eine, »die ist ja blöde. Erst essen wir und dann darf die essen.« Mein Gott, hat mir das weh getan.
Im Frühjahr 1988 bekamst Du die Einladung für Heikos Hochzeit; da bist Du am Sonntagmorgen zum Friseur gesaust, hast

ihn herausgeklingelt, er solle Dir die Haare eindrehen. Das waren auch für Dich schlimme Zeiten, die Du vielleicht gar nicht so empfunden hast. Die Leiterin des Feierabendheimes sagte mir: »Ihre Mutter ist biologisch gesehen die Kränkste hier.«

Einmal habe ich Dich geholt und ich wollte Dir einen wunderschönen Nachmittag und Abend bieten. Es gab Kuchen und Kaffee, dann haben wir etwas ferngesehen und uns ein wenig unterhalten. Zum Abendbrot hatte ich warme Würstchen gemacht, und später dann legte ich Dir eine Stola um. Du solltest nicht frieren. Es gab Schokolade mit Keksen. Als es zu Bett ging, wurdest Du durcheinander und dachtest, Du wärst im Heim. Die Nacht über hast Du geschlafen, aber am Morgen warst Du wieder durcheinander. Ich habe Dich dann fortgeschafft und freue mich heute noch, dass ich Dir diesen Besuch ermöglicht habe. Du kamst in das Pflegeheim Ohorn, wo einem schon beim Aufmachen der Haustür der reinste Gestank entgegenkam. Ich habe lange nicht gewusst, dass Du in einem großen Raum mit anderen zusammen warst, der auch noch abgeschlossen wurde.

Wenn ich dich besuchen kam, sagtest Du zum Beispiel: »Renate, der Dirk ist unten im Keller, er will mit der Straßenbahn fahren, aber keiner gibt ihm zwanzig Pfennige. Und er hat auch nur ein kurzes Hemdchen an.« Da fing ich an zu weinen. Du sagtest verwundert: »Was weinst Du denn? Dir geht es doch gut.«

Als Dein Ende nahte, war ich bei meinem Besuch so über Dich erschrocken, weil Du so zusammengesunken und kaum wiederzuerkennen warst. Und Du sprachst über Dein Leben und über Deine Geschwister und über Deinen geschiedenen Mann. Wir sollten »den Vati« wieder aufnehmen. »Es macht jeder mal einen Fehler«, sagtest Du. Man holte Dich zum Baden und da bin ich nach Hause gelaufen.

Eine Woche später bin ich wieder zu Dir gekommen, diesmal mit meiner Schwester Christa. Du riefst immer ihren Namen, sie hatte Dich ja weiß Gott wie lange im Stich gelassen. Wir hatten Dir eine Erdbeersahneschnitte und Bohnenkaffee mitgebracht. Von allem nahmst Du etwas und redetest und redetest. Ich hab Dich ganz toll in die Arme genommen, geweint und Dir einen Kuss gegeben. Du hast nicht mehr mitbekommen, dass ich es war. »Das war aber ein feines Kussl!«, sagtest Du.

Dann sind wir gegangen, und ein paar Stunden später kam mein Bruder mit der

Nachricht, dass Du entschlafen bist.
Die Beerdigung fiel mir sehr schwer, die Urnenbeisetzung noch viel mehr. Ich konnte nicht begreifen, dass der Rest von Dir in einer Urne war und Du so in die Tiefe gesenkt wurdest.
Mutti! Ich habe das meiste mit Dir durchgemacht, und doch habe ich Dich von all Deinen Kindern am meisten geliebt. Ich habe lange gebraucht, um darüber hinwegzukommen, und auch jetzt laufen mir die Tränen. Im Juli 1981 haben wir Dich beerdigt. Ich hätte es Dir von ganzem Herzen gegönnt, wenn Du die Wende miterlebt hättest. Das viele Obst, das es dann gab, den billigen Kaffee … Da hättest Du nach Herzenslust Bananen und Apfelsinen essen können, was Dir im Leben kaum vergönnt war. Meine Mutti, ich liebe Dich noch immer.

VERSCHIEDENES ÜBER MEINE MUTTER

Im Sommer 1976 bekamst Du eine neue Wohnung, in der Straße der Jugend, Nr. 5. Erst gefiel sie Dir, dann hast Du uns immer vorgeworfen, dass wir Dich hineingezwungen hätten. Das war unfair, wie so vieles von Dir. Du hast mich in der Stadt gesehen, bist aber an mir vorbei gelaufen, als existierte ich gar nicht. Genauso falsch hast Du gehandelt, als ich Dich höflich gefragt habe, ob Du mir von meinem Vater etwas erzählen würdest. Da hast Du mich aus der Wohnung ausgesperrt. Es war ein schlechtes Auskommen mit Dir.

Sie war eine ganz ausgefuchste Person. Sie verstand sich mit niemandem; mit den Hausbewohnern nicht, mit der Nachbarschaft nicht und mit ihren Geschwistern nicht. Da musste ich einmal im Hausflur die Fenster putzen. Sie hatte genau darauf aufgepasst, dass Grunows jeden Moment erscheinen mussten. Falls sie sagen sollten: »Na, Renate, du putzt ja Fenster«, hatte sie mir eingebläut zu antworten: »Das wird ja sonst nicht gemacht!« Dazu stand sie noch im Flur bei angelehnter Tür und verfolgte die Szene.

Wenn ich sonnabends tanzen war, wusch sie in der Küche am Sonntagmorgen bunte Wäsche. Dabei ging es so laut zu, dass ich munter werden musste. Es war eben schlimm, dass ich noch schlief. Das war reine Schikane, denn sie konnte die ganze Woche über waschen. Sie war ja auch zu Hause.

Neulich traf ich eine frühere Freundin, die Monika Müller. Wir unterhielten uns über früher und da sagte sie: »Renate, Renate. Du hast mir manchmal leid getan, denn ohne Grund schlug dich deine Mutter mit der Wäscheleine.« Diese hing immer im Flur und war die mächtigste Waffe unserer Mutter, zugleich der am meisten Angst verbreitende Gegenstand im Hause. Wenn sie böse wurde, ging sie immer gleich hinter die Korridortür, dort hing sie. Einmal, da kann ich mich gut dran erinnern, hat sie den Heinz nach Strich und Faden verprügelt, hat ihn auf den Fußboden gerissen und ist auf ihm herumgetrampelt. Ich wurde vorher ausgeschlossen, musste aber alles mit anhören. Wie leid mir das aber getan hat. Heinz hatte uns immer versorgt in den alten Zeiten, aber so etwas vergaß sie sowieso.

Aus dem Kindesalter habe ich noch eine Erinnerung: Wir gingen auf dem Fußweg in der Stadt und ein Mann sagte: »Können Sie mir bitte die Uhrzeit sagen?« Da sagte M: »Dreh dich rum und guck an die Uhr, da wirst du sie schon erkennen!«

»Jetzt weiß ich, was für eine Frau Sie sind«, entgegnete der Mann. Er war fast blind.

Später einmal goss sie mir eine Tasse Kaffee ins Gesicht. Ich weiß bis heute noch nicht, warum. Ich habe viel Schlimmes erlebt mit M.

Als Dietmar bei der Armee war, wollte ich gern einen Lehrgang in Mathematik besuchen. Das erste Mal ging es gut, beim zweiten Mal gab es schon Theater. Ich sollte mich lieber um mein Kind kümmern, außerdem wolle sie auch gleich fortgehen. Der Lehrer bemühte sich um mich, und kam einmal zu uns, da war ich aber nicht zu Hause. Da hat sie ihm Schimpf und Schande angehangen und ihn hinausgeschmissen. Das hat sie mir erzählt – mit großer Genugtuung und Schadenfreude.

Als ich in der Stadtwirtschaft beschäftigt war, ist sie einmal zum Betriebsleiter gegangen und hat ihm erzählt, was ich für »ein frecher Mensch« wäre und anderes.

Mir ist bewusst geworden, dass ich kaum zeitliche Abgrenzungen angeben kann, denn ich fühle, ich war schon als Kind depressiv. Habe im frühesten Kindesalter schon viel geweint, wenn die Eltern sich stritten, sich schlugen, wenn die Töpfe durch die Küche hin und her flogen – ich hatte immer Angst vor Mutter, immer Angst vor zu Hause.

Als ich circa fünf Jahre alt war, sagte Mutter Sätze zu mir wie: »Ich sterbe bald, du hast bald keine Mutti mehr«, und Ähnliches. Ganze Seiten könnte ich darüber schreiben.

Die Jugendzeit war leichter, denn ich ging viel

tanzen, fand überall Freundinnen und Freunde; ich war beliebt. Ich spürte, es gibt Menschen, die mich gern haben. Die ständigen Beschimpfungen, Vorhaltungen zu Hause, das war dann wieder die andere Seite. Auf Arbeit weinte ich morgens oft, Kolleginnen wunderten sich. Nie konnte ich etwas sagen. Da ich nur die »Falsche, Schlechte und Faule« in den Augen meiner Mutter war, habe ich mich nie getraut, mich jemandem mitzuteilen; einer Mutter glaubt man immer mehr als einem Kind, dachte ich.

Als ich 14 war, kam meine erste Periode. M sagte nur: »Jetzt darfst du nichts mit Männern zu tun haben.« Das war meine ganze Aufklärung.

Aufgrund der Rente von M hatte ich eine Lohnsteuervergünstigung, die ich ihr abgab. Als ich in eine Vollzeitanstellung wechselte, glaubte sie nicht an meine Ehrlichkeit und dachte, dass sich der Betrag wesentlich erhöht hätte. Deshalb ging sie in das Lohnbüro meines Betriebes und fragte dort nach.

Das Allerschlimmste, was sie mir angetan hat, ist, dass sie einmal zu mir sagte: »Du altes Zigeunerweib, du weißt sowieso nicht, wo du herstammst.« Ein paar Jahre später fragte ich sie danach und bat sie, sie möge mir doch etwas von meinem Vater erzählen und schildern, was das damals in den Kriegszeiten für eine Situation war. Da hat sie mich hinausgeschmissen. Hatte sie etwa ein schlechtes Gewissen? Hat sie etwa die Schuld daran, dass mein Vater über Nacht von den Nazis abgeholt wurde? Er war ein ausländischer Zwangsarbeiter, und eine persönliche Beziehung zu diesen war streng verboten.

Als ich meinen Jugendfreund hatte, gönnte sie mir meine erste große Liebe nicht. Als Schluss war, versteckte sie einen Abschiedsbrief von ihm. Deshalb weiß ich bis heute noch nicht, wie es damals dazu kommen konnte. Sie ist nur über ihn hergezogen: Er wäre ein Zigeuner, sähe aus wie ein Affe und habe abstehende Ohren; das bekam ich laufend zu hören.

Ich erinnere mich an mehrere Situationen, in denen ich schon als kleines Kind belastet wurde. M war krank und sagte abends: »Wer legt mir den Strick unter das Bett, ich will mich diese Nacht aufhängen.« Niemand hörte zu, aber ich tat, worum sie gebeten hatte; aber mit was für einer Angst bin ich eingeschlafen und mit was für einer Angst bin ich aufgestanden, immer mit dem Gedanken: ›Hoffentlich ist M nicht auf den Boden gegangen.‹

1951 war ich mit anderen Kindern zur Erholung für drei Wochen in Ahlbeck an der Ostsee. Es kam ein Brief für mich, was für eine Freude und Erwartung war in mir! Aber als ich ihn las, verging mir alle Freude, denn sie schrieb mir, dass der Vater sie sehr geschlagen hatte. Sie muss überhaupt keinen Verstand gehabt haben. Hat sie sich nicht denken können, dass mir das weh tut?

Einmal kam ich aus der Schule nach Hause, da erzählte sie mir, dass der Vater ihr mit der Schere die Pulsadern durchschneiden wollte.

Sie hat mich regelrecht nervlich fertig gemacht.

Wir wohnten, als ich geheiratet hatte, auf einem Flur mit M zusammen; das war der größte Fehler, den ich begangen hatte. Wie oft hat sie die ganzen Sachen und Gegenstände, die sich in ihrer Wohnung von uns befanden, auf den Korridor geschmissen – ob Pullover oder Einweckglas, das war ganz egal. Es gab damals keine Wohnung, man musste jahrelang warten. Als wir uns einen Fernseher zusammengespart hatten, freuten wir uns sehr. Doch wenn wir mal vergaßen, sie zum Fernsehen einzuladen, tobte sie, die Korridortür und ihre Stubentür knallten laufend auf und zu und dazu ertönte noch das Geplärre ihrerseits.
1966 lag ich in Pulsnitz wegen Gelbsucht im

Krankenhaus. Zur Besuchszeit fragte mich meine Schwiegermutter, ob sie den Heiko zum Wochenende haben könnte, was ich bejahte. Zwei Tage später kam ein bitterböser Brief von M ins Krankenhaus, den ich dann meinem Bruder zuschickte; denn er sollte auch mal sehen, wozu unsere Mutter imstande war.

Einen anderen Brief schrieb sie mir, als wir einmal im Urlaub waren. Diesen hatte sie während unserer Abwesenheit einfach in das Vorderhaus geworfen, geöffnet, sodass die anderen Hausbewohner ihn lesen konnten. Darin war ich wieder einmal als »liederlich«, »dreckig« und anderes mehr bezeichnet worden.

Meinen Vornamen habe ich in all den Jahren selten gehört, stattdessen nannte sie mich »alte Ziege«, »alte Kricke«, »Miststück« und so weiter. Dies waren ihre Bezeichnungen für mich. Durch diesen ganzen Stress wurde ich beizeiten nervös und innerlich aufgeregt, was ich während meiner Lehre zu spüren bekam, denn wenn ich an der Schreibmaschine saß, wurde ich oft ganz konfus.

Sie hatte auch ihre guten Seiten, aber die schlechten überwiegen in meinem Gedächtnis.

Wenn ich sie für die Kinder benötigte, war sie fast immer für sie da. Als ich die Gürtelrose hatte, musste ich ein paar Wochen liegen und konnte nicht laufen. Da ging sie mit Dirk sogar zum orthopädischen Turnen. Wollten wir zum Tanz oder einmal zu Verwandten, hat sie uns die Jungs meistens abgenommen. Aber diese in den Kindergarten oder in die Krippe zu schaffen oder einmal von dort abzuholen, war zuviel verlangt. Für ihre Fürsorge habe ich bitter bezahlt – mit Geld, Vorhaltungen, Tränen, Sticheleien und Verletzungen.

Dabei war ich von uns vier Geschwistern diejenige, die Mutter laufend Geschenke oder Geld zuteil werden ließ. Die drei Älteren hatten früh ihre Wohnungen und waren frei. Nur ich musste wegen der damaligen Wohnungsnot noch bei ihr zu Hause wohnen, selbst als ich verheiratet war. Bis ins hohe Alter und noch während ihrer Senilität blieb ich der Prellbock für alles, was ihr nicht passte. Eine mit Füßen getretene Tochter…

MEINE GESCHWISTER

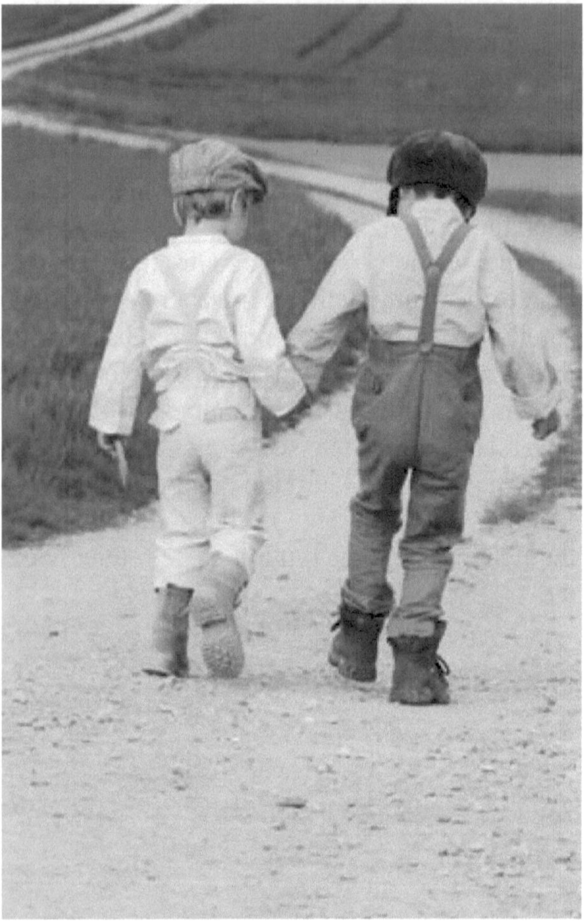

MEIN LIEBER BRUDER HEINZ

Er wurde geboren am 06.03.1937 und war so etwas wie ›das schwarze Schaf‹ der Familie.

Heinz legte kaum Wert auf sein Äußeres, in der Schule hatte er keine guten Noten, aber er war sehr gutmütig. Er wurde von Mutter viel geschlagen. Einmal musste ich aus der Küche in den Flur gehen, da hat sie ihn mit der Wäscheleine gehauen, ihn auf den Boden gezerrt, und sie hat auf seinem Leib herumgetrampelt, dass er laut vor Schmerzen weinte. Aber er war gut genug, um sich in der Nachkriegszeit in Gefahr zu begeben, indem er für uns Kohlen und Holz auf dem Bahnhof stahl. Das taten andere auch, denn es gab ja nirgends etwas. Aber es war nicht ungefährlich, da manchmal geschossen wurde. Eines Tages hatten die Russen Heinz auf einen Laster gehoben und hätten ihn sicherlich mit nach Russland verschleppt, wenn nicht Herr Neulich, ein Lehrer, vorbeigekommen wäre und sich mit den Soldaten auf Russisch verständigt hätte.

Nach Beendigung der Grundschule kam er als Arbeitskraft zum Bauer nach Friedersdorf. Dort ist es ihm nicht gut gegangen, er musste viel arbeiten und bekam kaum etwas zu essen. Da holte ihn M wieder heim. Danach begann in Weißwasser eine Lehre als Glaser. Ich glaube gar nicht, dass er einen Abschluss hatte. Bei uns zu Hause hatte er zwei Freunde, mit denen er zum Tanz fort ging, und er lernte früh seine künftige Frau, die Brunhilde, kennen. Sie heirateten und bald stellte sich Nachwuchs ein. Aber die Ehe verlief nicht gut, denn Brunhilde hatte häuslich überhaupt nichts im Sinn; alles organisierte seine Schwiegermutter, die er gleich mit geheiratet hatte. Deshalb ging er jahrelang oft trinken in den Bahnhof, da hatte er natürlich auch nichts zu lachen.

Er kam einmal abends zu uns und weinte sich bei M aus. Sie sagte nur, dass er die Ausländerin nicht hätte heiraten sollen. Das hat mir so weh getan.

Heinz wurde Ende der 80er Jahre schwer krank. Er hatte Mundbodenkrebs. Er konnte jahrelang nur flüssige Nahrung zu sich nehmen. Er wurde immer weniger, war aber mit seinem Leben zufrieden. Er hatte acht Enkel, denen er seine ganze Liebe gab. Sein Zustand verschlechterte sich zusehends und nach ein paar Nächten voller Schmerz entschlief er am 30.03.1995.

Ab und zu gebe ich seiner Frau einen Geldschein, damit sie einen Blumenstrauß an sein Bild in der Stube stellen kann, denn er hat kein Grab.

MEIN BRUDER DIETER

Dieter und ich waren am längsten zu Hause. Wir haben uns viel gezankt, aber auch immer wieder vertragen. Als Dieter seine Bärbel kennenlernte, war es wohl Liebe auf den ersten Blick. Sie heirateten 1962. Es war eine tolle Hochzeit. Und ihnen gelang es auch, trotz der herrschenden Wohnungsnot, schnell eine Wohnung zu bekommen. Der Kinderwunsch blieb ihnen vorerst versagt. Sie adoptierten später einen 6-jährigen Jungen, den sie im Kinderheim abholten – Henry. Mit der Zeit, als Henry älter wurde, kamen Probleme. Er wurde nicht mehr so beachtet, vielmehr seine Schwester Sandy, die 1978 überraschend als Nachzügler geboren wurde. Ich habe vieles mitgehört und mit angesehen, was mir manches Mal sehr weh getan hat, auch wenn ich ein gutes Verhältnis zu Dieter und Bärbel habe, aber Sandy wurde als das eigene Kind oft bevorzugt.

Henry hat inzwischen zwei Kinder, Sandy ist verheiratet und erwartet ebenfalls ein Baby.

Dieter leidet an Multiplesklerose und hat Zucker, genauso wie Bärbel.

MEINE SCHWESTER CHRISTA

Sie wurde am 02.03.1933 in Bretnig geboren. Sie durchlief die Grundschule in Pulsnitz und wollte gern Friseuse werden. Da wir aber zu Hause kein Geld hatten, durfte sie diesen Beruf nicht ergreifen und lernte deshalb Weberin im VEB Segeltuch Pulsnitz.

Sie verlobte sich mit einem jungen Mann aus Arnsdorf. Sie gaben ein schönes Paar ab. Dieses Verlöbnis ging aber auseinander, und sie lernte ihren künftigen Mann Kurt kennen. Im April 1954 heirateten sie, und im Juli kam ihr Sohn Rigo zur Welt. Kurt war bei der NVA und wurde nach Jänschwalde versetzt, wo sie auch gleich eine schöne Neubauwohnung bekamen. Sie wuchsen heraus aus unserer Misere. Wir behielten ihren Sohn Rigo mehrere Monate bei uns, bis eines Tages ein Brief hereingeflattert kam, der besagte, dass wir doch den Rigo zu seinen Eltern bringen sollten. Dazu wurde ich ausgewählt. Mit 11 Jahren fuhr ich mit Kind und Kinderwagen frühmorgens mit dem zweiten Arbeiterzug Richtung Jänschwalde. Am nächsten Tag musste ich feststellen, dass alles eine Lüge war, denn Christa hatte den Jungen gebraucht, um ihn zu einer Tante nach Westberlin zu schaffen.

Als ich zu Hause ankam, allein, weinten wir erstmal tüchtig.

Nach Beendigung der Armeezeit zogen sie nach Pirna. Da kam der zweite Junge zur Welt, was wir erst viel später erfuhren. Warum? Als wir die Einladung für unsere Hochzeit an Christa und Kurt abgeschickt hatten, kam diese ohne Kommentar zurück. Sie waren mehrere Jahre eingeschnappt, ohne dass wir uns bewusst waren, weshalb. Als der Kleine in die Schule ging, kam sie mit ihm angefahren, mit Torte und Zuckertüte, um bei uns zu feiern. In den ganzen Jahren davor hatten sie es nicht fertiggebracht, uns eine Nachricht zukommen zu lassen oder sich nach uns zu erkundigen. Die Familie zog nach ein paar Jahren nach Barth, wo beide Arbeit in der dortigen Gärtnerei bekamen, und sie fanden eine schöne große Wohnung. Die Jungs waren flügge geworden und beide entschieden sich, wieder in Sachsen ansässig zu werden. Rigo, der Ältere, zog nach Weißwasser, und Rene ging nach Ottendorf-Okrilla.

So ergab es sich, dass die Eltern hinterher zogen, erst nach Bretnig und dann nach Pulsnitz in unser Nachbarhaus. Ich finde das schön, wenn man zusammenwohnt. Wir betreiben keine Stubenkriecherei, aber trotzdem sehen wir uns öfter.

Wenn Christa und Kurt früher unsere Mutter besuchten, da hetzte sie die beiden so richtig gegen uns auf. Sie könnten angeblich nicht bei uns schlafen und ich hätte auch nichts zu essen für sie. Was für eine lächerliche und gemeine Schwindelei. Und wir wunderten uns immer, warum Christa und Kurt auf dem engen Sofa bei Mutter schliefen.

Christa war viele Jahre mein Wegweiser für Fragen, die ich nicht beantworten konnte. Ich habe ihr dafür viel geschenkt: Gardinen, Bettwäsche, Tischdecken, Kosmetikartikel, ein Bild und so weiter.

MEIN EHEMANN

Mein lieber Dietmar!

Du wurdest am 24.08.1944 als Sohn Deiner Eltern, Charlotte und Herbert Ledrich, in Gersdorf geboren. Nach Beendigung Deiner Schulzeit 1961, mit dem Abschluss der mittleren Reife, begann für Dich die Lehrlingszeit im Braunkohlenwerk Wiednitz. Da lernten wir uns schon kennen. Als frisch gebackener Dreher/Schlosser mit Facharbeiter-Brief begannst Du 1963 Dein Berufsleben bei der damaligen Firma Mattick (später Technische Gebäudeausrüstung Dresden, heute Ferroli) in Pulsnitz, meiner Heimatstadt. Besser konnte es gar nicht kommen. Da konnten wir uns immer sehen. Dein erstes Gehalt im Oktober 1963 wolltest Du mir geben, denn unser Söhnchen Heiko war inzwischen drei Wochen alt.

Vom Frühjahr 1964 bis zum Herbst 1965 warst Du bei der Armee. In dieser Zeit haben wir uns selten gesehen. Nach der Entlassung gingst Du wieder in Deinen Betrieb zurück. Es dauerte nicht lange, und Du wurdest auf einen Lehrgang zum Meister geschickt. Du hast beizeiten die

Meisterprüfung im Abendstudium abgelegt und warst danach als Meister tätig; für die Genehmigung des Studiums war der Eintritt in die SED Bedingung. Zwischenzeitlich warst Du auch in Radeberg in einer Werkzeugfabrik als Meister beschäftigt. Von dort bekamst Du ein Angebot für ein Sonderstudium an der Bergakademie in Freiberg. Das ging von 1974 bis 1977. Dort legtest Du das Diplom als Ingenieur-Ökonom ab. Du kamst zurück zur Firma Mattick, wo Du als Produktionsleiter und dann viele Jahre als Betriebsleiter tätig warst, bis nach der Wende 1990, als die neuen italienischen Eigentümer der Firma Dich durch ihre Kollegen austauschten.
Seit 1997 bist Du nun wieder Produktionsleiter.

Mit viel Geduld und Liebe hast Du 1989/90 eine feine Gartenlaube in unserem neu erworbenen Garten gebaut. Du bist sehr fleißig. Dir ist kein Weg, keine Arbeit zu viel, bist immer ausgeglichen, und was das Wichtigste ist: Du bist gesund, wofür ich sehr dankbar bin. Du liebst unsere Söhne Heiko und Dirk, interessierst Dich für deren Entwicklung und sonstige Belange.
Du bist handwerklich sehr geschickt und schaffst einfach fast alles. Du bist

hilfsbereit, manchmal ist es aber auch zu viel des Guten. Du gehst immer ordentlich zurechtgemacht vor die Tür, achtest auf dein Aussehen und benimmst Dich nie daneben.
Vor allem Dir, lieber Dietmar, und unseren Söhnen habe ich es zu verdanken, dass ich immer einen Rest Hoffnung behalten habe.
Du bist für mich die erste Bezugsperson, Du ersetzt mir Vater und Mutter und Freund. Zu Dir kann ich immer kommen, wenn ich ein Problem habe. Du lässt mich nie im Stich. Ich weiß auch, dass Du nicht mit mir schimpfst.
Mit einer unendlichen Liebe stehst Du mir zur Seite. In fast jeder Beziehung musst Du Dich nach mir richten: Noch nie in den 28 Jahren meiner Erkrankung hast Du mir Vorhaltungen gemacht, weil ich nicht so oft mit dir ausgehen kann wie andere Frauen. Ich gebe mir Mühe und komme selten mit einem Problem zu Dir, denn ich will auch so ›stark‹ sein wie Du. Du kannst vieles wegstecken und mit Problemen umgehen, ohne Worte zu verlieren.
Du hast in den Jahren gelernt, den Haushalt zu führen: Du kannst bügeln, rollen, Wäsche waschen, einkaufen. Wenn ich zum Wochenendurlaub nach Hause kam, fand

ich stets eine saubere Wohnung vor.

Oft frage ich mich: ›Wie hat er mich empfunden, wie kann er mit meiner Krankheit umgehen, die ständig unser Begleiter ist?‹ Nachdem ich vom Parkinson genesen war, sagtest Du mir: »Renate, ich hatte nie Lust auf zu Hause, aus Angst, Du liegst mal tot in der Wohnung. Ich konnte Dir immer zuhören, aber nicht helfen! Wie denn auch? Nie hätte ich es fertiggebracht, Dich zu verlassen, denn das wäre für Dich in jeder Hinsicht negativ verlaufen.« Er sagte weiter: »Kam ich mal eher nach Hause, musstest Du Dich oft wieder hinlegen, deshalb ging ich so oft wieder weg. Heute freue ich mich auf meine Arbeit, der ewige Druck und die Angst um Dich sind verschwunden. Heute freue ich mich auf den Feierabend und auf Dich. Du brauchst nie wieder Angst zu haben, dass ich nach Feierabend noch ein Bier trinken gehe.«
Wie oft hab ich mich verlassen gefühlt, weil Du so selten abends zu Hause warst. Heute ist mir klar, dass es Dich gar nicht nach Hause gezogen hat. Wer hat Dir denn die Tür geöffnet? Eine Frau, die meckerte, wenn Du nicht pünktlich warst, die dazu wenig attraktiv war – mit Kittelschürze und Socken, kaum frisiert, gezeichnet von

der Krankheit.

Du hast mich nun 40 Jahre begleitet, 28 Jahre davon mit meiner Erkrankung. Hoch rechne ich Dir an, dass Du Dich 1977 nicht scheiden lassen hast, obwohl die Ärzte Dir den Vorschlag gemacht hatten, sogar in meinem Beisein. Du hast den Vorschlag nicht angenommen, sondern hast Dich mit den Kindern und mir in eine unsichere Zukunft begeben, denn ich hatte eine vererbte Depression, die zum Ausbruch gekommen war. Du hast nie eine Besuchszeit verpasst, warst und bist sehr geduldig mit mir, Du hast mir meine Krankheit nie vorgeworfen.

Zu den ersten Besuchszeiten konnte ich meistens nicht mal reden, da hast Du mir auch keinen Vorwurf gemacht. Wenn ich im Krankenhaus war, hast Du den Haushalt gemacht, nie war es liederlich, wenn ich zum Wochenendurlaub nach Hause kam. Du warst bei mir, als ich in Andreasberg Angst hatte, zu sterben, da hast Du morgens gegen halb drei Herrn Giebler geholt, als ich bei der Ärztin zusammenbrach, als ich in Kamenz im Krankenhaus aus dem Tiefschlaf erwachte, als ich aus dem Krankenhaus 1978 entlassen wurde und ich nicht mal mehr wusste, was an

Lebensmitteln fehlte.
Du warst da, wenn ich, wie es so oft in den vielen Jahren passiert ist, mich nicht in der Lage fühlte, einkaufen zu gehen. Du hast für die Familie gekocht, wenn ich mich hinlegen musste. Du hast für die Familie gewaschen, gebügelt und gerollt, wenn es mir mies ging, du hast gewischt und gesaugt.
Du hast mir so oft schon Verschiedenes erklären müssen, da mein Kurzzeitgedächtnis nicht mehr funktioniert hat. Wie oft frage ich Dich nach Sachen, die eben erst passiert sind. Schweigend nimmst Du das alles hin, wie auch das Schlafwandeln, von dem Dir die Ärztin erzählt hat.
Ich kann mit ruhigem Gewissen sagen, dass ich Deine Hilfsbereitschaft nie ausgenutzt habe.
Habe für alles vielen, vielen Dank. Ich liebe Dich! Du gibst mir Wärme und Geborgenheit, die ich so dringend brauche. Ich danke dir für unser Zusammensein. Ich brauche Dich, Deine ruhige Stimme und Deine ruhige Art.

MEINE SCHWIEGERELTERN

Das erste Geschenk bekam ich von Euch zu Weihnachten 1963, nämlich 100 Mark, wofür ich mir einen goldenen Ring kaufte, den ich heute noch in Ehren halte. Selbst hätte ich mir damals keinen leisten können. Den größten Dienst habt Ihr uns erwiesen, als Ihr unsere Jungs aufgenommen habt, als ich in die Medizinische Akademie nach Dresden musste. Es wurde erst gesagt, dass die Behandlung drei Wochen dauern werde. Ich hatte meine Mutter gefragt, ob sie die Kinder nehmen würde, aber sie lehnte ab. »Mag die unten die Kinder nehmen«, sagte sie. Ohne Wenn und Aber nahmt Ihr die Kinder auf. Sie mussten nun zur Schule mit dem Bus von Gersdorf nach Pulsnitz und zurück fahren. Es wurde alles dadurch erschwert, dass mein Mann gerade in Freiberg zum Studium war, und aus den drei Wochen wurde ein Dreivierteljahr, vom September 1977 bis zum Mai 1978. Auch danach brauchte ich ständig Eure Hilfe.

Der Opa, der auch alles für uns getan hat, ist 1996 verstorben. Deshalb schreibe ich nun für Dich, liebe Oma. Du bist für mich wie eine Mutter. Du hast mich in all den Jahren nicht einmal beschimpft, es gab noch nie ein lautes Wort – ich danke Dir dafür, denn das hat mir immer so gut getan, auch heute noch.

Jetzt war ich wieder lange im Krankenhaus, da hast Du trotz Deines hohen Alters unsere Wäsche gewaschen, gebügelt und gerollt. Vielen Dank, Oma!

Du bist nun im stolzen Alter von 86 Jahren, aber Du bist unermüdlich in Deiner Arbeit und in Deiner Fürsorge um uns. Wie viele Kuchen magst Du schon für uns gebacken haben, wie viele Weihnachtsstollen. Wie oft hast Du für uns Fleisch gebraten, wenn ich krank war. Wie viele Gläser mit Obst hast Du für uns eingeweckt, wie viele schöne Weihnachtsgeschenke für uns bereitet. Wie oft hast Du den Weihnachtsmann so überzeugend gespielt, erst für unsere Kinder, dann für Deine Enkel.

Immer sind wir gern gesehen, ob früher mit den Kindern oder in den letzten Jahren nur wir zwei. Immer empfangen uns zwei gütige Augen, mit der Frage: »Was machen die Kinder und Enkel?« Du stellst kaum Ansprüche an Dein Leben. In den Urlaub seid ihr früher überhaupt nicht gefahren, nur ein paar Mal nach Westberlin zum Bruder.

Ich weiß, Oma, dass ich immer auf Dich zählen kann. Möge Dir ein langes Leben beschieden sein. Sehr freue ich mich, dass meine Schwägerin Sigried und mein Schwager Heinz sich um Dich kümmern, es ist eine Beruhigung für uns. Sie wohnen im Ort und gehen nicht arbeiten, da bleibt schon etwas Zeit übrig.
Schöne Weihnachten haben wir bei Euch verlebt. Wir waren alle zusammen und es gab immer leckere Sachen zu essen und zu trinken. Ihr habt es immer geschafft, uns den Heiligabend schön zu gestalten, da haben wir heute noch wunderbare Erinnerungen dran.

Liebe Oma! Leider war es uns nicht vergönnt, bei Euch das geplante Haus zu bauen, da ich krank wurde. Es war aus diesen Gründen besser, dass wir uns eine Neubauwohnung genommen haben, die ich überschauen kann. Ein Haus zu bewirtschaften, hätte ich nicht geschafft. Und wenn wir jetzt noch anfangen würden, wäre es viel zu spät, denn erstens haben wir wenig Geld und zweitens kommt von unseren Jungs keiner nach Gersdorf. Das ist sicherlich eine große Enttäuschung für Dich, aber die Tatsachen muss man auch sehen.

Ich habe Dir eine goldene Halskette geschenkt, über die Du Dich sehr gefreut hast. Sie steht aber in keinem Verhältnis zu dem, was Du für uns getan hast und was wir Dir alles verdanken.
Danke, Oma!

Ich habe meine Schwiegermutter immer sehr gern gehabt. Wenn wir bei ihr zu Besuch waren, gab sie uns stets etwas mit nach Hause. Hatten wir früher etwas vor, als die Kinder noch klein waren, hat sie uns die Kinder immer abgenommen. Als die Kinder im Vorschulalter waren, hat sie den Weihnachtsmann gespielt. Beim ersten Mal war Heiko vielleicht vier Jahre alt. Er hat seine Oma nicht erkannt, und auch ich konnte mir nicht denken, wer der Mann im roten Mantel wirklich war.

Die Weihnachtsfeste werden uns immer in schönster Erinnerung bleiben. Wir verlebten sie gemeinsam mit Sigried und ihren Angehörigen bei Oma und Opa. Seit Oma nach Westberlin zu ihrem Bruder fahren durfte, fuhr sie immer im Herbst und brachte uns schöne Sachen mit, die zum Fest den Gabentisch deckten. Am schönsten waren für uns der Kaffee und die Pfirsichbüchsen. Wir wurden jedes Weihnachten reichlich beschenkt, und einen Geldbetrag gab es auch noch. Voll gepackt ging es dann am ersten Feiertag wieder nach Hause, dann wurden die

Geschenke alle auf dem großen Stubentisch ausgebreitet, und bei dem Anblick war die Freude bei unseren Kindern und bei uns noch einmal riesengroß. Meine Schwiegermutter fragte mich vor Jahren einmal am Telefon, ob ich mir meine Krankheit nur einbilden würde. Ich war so enttäuscht über diese Frage; von ihr hatte ich das am wenigsten erwartet. Meine innige Liebe zu ihr schien in diesem Augenblick erloschen zu sein. An ihre Stelle trat dann das Gefühl großer Dankbarkeit ihr und allem gegenüber, was sie für uns getan hatte.

Nach dem Tod des Opas, bekam sie eine Krankheit, die alte Leute befallen kann. Sie konnte nicht allein sein, da bekam sie Wahnvorstellungen; sie suchte dann nach Vögeln auf dem Teppich, dann wieder mal schauten die Nachbarsleute zum Fenster hinein (in der Nacht und in das Obergeschoss), sie sah den Zirkus auf der Wiese, der gar nicht vorhanden war, sie sah Blumenranken an den Wänden und so weiter. Eine Rundumpflege war nötig geworden, und sie kam ins Pflegeheim in Pulsnitz, das erst vor Kurzem geöffnet worden war. Es ist sehr liebevoll eingerichtet, und die Schwestern und die Heimleitung geben ihr Bestes, um den alten Leuten ihr neues Zuhause so angenehm wie möglich zu machen. Mittwochs und sonnabends war Sigried zu Besuch, und sonntags gingen wir hin.

Seit dem Herbst 2004 wurde sie ganz hinfällig, geistig wie körperlich. Am letzten Sonntag im Mai 2005 war sie wieder ganz wirr: Sie sagte uns, wir sollten die Stollen bestellen und das Bezahlen nicht vergessen. Mich haben diese Besuche emotional sehr angestrengt, da ich durch meinen Zustand so etwas kaum verarbeiten kann.

Am 28.06.2005 ist sie entschlafen. Obwohl wir damit gerechnet hatten, kam für uns der Anruf doch überraschend. Sie war die beste Schwiegermutter für mich und die beste Oma für Heiko und Dirk.

MEINE SÖHNE

MEIN LIEBER HEIKO!

Nun schreibe ich nur für Dich.
Über deine Geburt hast du ja schon gelesen. Ich möchte noch hinzufügen, dass Du 48 Zentimeter groß warst und 2300 Gramm auf die Waage brachtest. Obwohl ich noch verhältnismäßig jung war, freute ich mich auf mein Baby, auf ein Lebewesen, was nur mir gehören sollte, was ich knuddeln und drücken konnte.
Zu unserer Zeit mussten die Frauen mitarbeiten, sonst hätte es vorn und hinten nicht gereicht. Der Vati verdiente circa 400 Mark. In die Krippe wollte ich Dich nicht geben, und so nahm Dich Omi in ihre Obhut. Sie hat Dich gut versorgt, hat Dir Märchen vorgelesen, hat Dich gewickelt und trocken gelegt, Essen gekocht und Dich gefüttert und gewaschen – alles, was so nötig ist. Als sie Dich versorgte, kam ich fast jede Mittagspause nach Hause gerannt, nur um Dich zu sehen und knuddeln zu können. Omi haben wir es zu verdanken, denke ich mir, dass Du zeitig sprechen und laufen gelernt hast. Du warst auch zeitig sauber. In den drei Jahren, die Dich Omi

hatte, hat sie mir oft Vorhaltungen gemacht, dass sie mein Kind versorgen müsse. Aber sie hat keinen Handschlag umsonst machen brauchen, ich habe sie gut bezahlt und auch mitverpflegt.
Dennoch hörte sie nicht auf, Dich zu verhetzen. Eines Tages hörte ich, wie sie zu Dir sagte: »Ach Heiko, du hast eine böse und freche Mutti!« Ich hörte es und mein Herz krampfte sich zusammen, ich schluckte und weinte lautlos. Warum konnte ich nichts erwidern? Weil ich es gewöhnt war, mit Vorhaltungen zu leben, das war mein Alltag.
Mit dem dritten Lebensjahr schaffte ich Dich in den Kindergarten; ich wollte unabhängig sein. Aber Du gingst nicht gern dorthin. Manches Mal hast Du gesagt: »Mutti, geh doch heute nicht arbeiten.« Weinend ging ich dann zur Arbeit, und Du schautest mir nach mit traurigen, großen, schwarzen Kulleraugen.
Zu Deinem dritten Geburtstag schenkte ich Dir ein Schaukelpferd. In Deinem geblümten Nachthemd stiegst Du auf und freutest Dich. Du hast auch viel Spielzeug gehabt, später bekamst Du Schlittschuhstiefel, Skier, Schlitten, ein Mini-Fahrrad, Eisenbahnen und allerhand mehr ...
Noch im Vorschulalter brauchtest Du

einmal neue Schuhe. Wir lagen alle mit Grippe im Bett und konnten nicht aus dem Haus. Da habe ich Dich allein zur Frau Führlich geschickt, dort hast Du gesagt: »Ich brauche ein Paar Schuhe, sie müssen spitz sein und schwarz.« Der Schuhkauf hat gut geklappt.

Als ich 1966 wegen der Gelbsucht im Krankenhaus lag, da riefst Du beim Besuch schon von Weitem: »Ich bin die ganze Mutti!« Das hatte Dir die Fleischersfrau gesagt.

Einmal hast Du Lippenstift gegessen und ihn auf das Bettlaken geschmiert. Ein anderes Mal versuchtest Du, Dir mit Parfüm die Hände zu waschen.

1970 begann Deine Schulzeit. Du warst von Anfang an ein fleißiger Schüler. Du hast alles schnell begriffen, und Deine Hauptzensur war die Eins, das hat sich die ganzen Jahre hingezogen. In den Hort brauchte ich Dich nicht zu geben, weil Du Deine Schularbeiten selbstständig und zuverlässig erledigt hast.

Du konntest Dich auch überall benehmen, ich brauchte Dir kaum Anstandsregeln beibringen.

Die Zuckertüte zu Deiner Schuleinführung war so groß, dass Du sie nicht tragen konntest. Einen kleinen Anzug mit Schlips

und Oberhemd hattest Du an. Da Dir Zähne fehlten, empfahlen wir Dir, beim Fotografen den Mund geschlossen zu halten. Das hast Du auch getan, die Bilder sind originell geworden.
Früh wurdest Du in den Gruppenrat gewählt, dann zum Gruppenratsvorsitzenden Deiner Klasse und später sogar zum Freundschaftsratsvorsitzenden der Ernst-Rietschel-Oberschule unserer Stadt. Da war ich mächtig stolz auf meinen Jungen.
Nach Beendigung der Grundschulzeit begannst Du in Bischofswerda an der Goethe-Oberschule mit dem Abitur. Vier Jahre ging das, Du bestandest mit ›Gut‹. Dort warst Du sehr beliebt als Mitglied des Kabaretts. Mir haben Schüler berichtet, dass Du es fertigbrachtest, kurz nach Deinem Erscheinen auf der Bühne, den gesamten Saal mit Schülern und Lehrern besetzt, zum Lachen zu bringen. Man sagte mir oft: »Frau Ledrich, der Heiko kann kein Lehrer werden, er muss Künstler werden.« Du hattest Dich entschlossen, Lehrer zu werden, Deshalb musstest Du drei Jahre zur Armee nach Berlin, sonst hättest Du keinen Studienplatz erhalten. Mir tut es heute sehr leid, dass ich Dir nicht mal ein Päckchen geschickt habe; aber durch meine Krankheit ist mir auch viel an Überblick verloren

gegangen. Den Studienplatz erhieltest Du in Leipzig, und Deine Freundin, die Ulrike, ist Dir aus Ohorn nach Leipzig nachgereist. Ihr hattet dann eine kleine Wohnung und ihr wart damit zufrieden. Nach Beendigung deines Studiums 1990 bekamt ihr eine Wohnung in Berlin-Hellersdorf. Zur Zeit des Umzuges musste Uli stationär behandelt werden wegen depressiver Zustände. Es hätte alles so schön werden können. Aber am ersten Urlaubs-Wochenende vom Krankenhaus stürzte sie sich aus dem 6. Stock in die Tiefe. Sie war gleich tot. Das Schlimmste war für Dich, dass Du draußen Stimmen gehört hattest, hinunter gerannt warst und Deine Uli dort tot liegen sahst. Für Dich, für ihre Eltern und für uns begann eine sehr schwere Zeit, die bis heute noch nicht verwunden ist. Ich war dann ein paar Wochen bei Dir, habe Deine Wohnung und Deine Sachen in Ordnung gehalten und versucht, Dir zu etwas Abstand zu verhelfen. Deine Trauer saß und sitzt noch tief; aber nach den Jahren lerntest Du Deine Katrin kennen. Sie ist ein ganz liebenswerter und toleranter Mensch. In Dir wuchs wieder eine Liebe, worüber wir so glücklich sind. Die Krönung Deiner Liebe ist Dein ›Geschenk des Himmels‹, Deine Tochter Natalie.

Lieber Heiko! Du hast viele Gedichte geschrieben und mir ein Album davon geschenkt, was ich in Ehren halte und wofür ich mich bei Dir nochmals bedanke.

MEIN LIEBER DIRK!

Jetzt schreibe ich nur für Dich.
Am 01.05.1968 setzten wir während unseres Liebesaktes den Grundstein für ein neues Leben in unserer Familie, für Dich … So richtig wurde es mir erst bewusst, als meine Periode ausblieb und ich plötzlich nicht mehr an grüne Gurken herangehen oder diese riechen konnte. Eine Zeit lang war ich etwas deprimiert, aber dann freute ich mich auf Dich, auf mein zweites Baby, das nur mir gehören sollte, was ich drücken und knuddeln wollte. Als dann Leben in meinem Bauch war, hast Du mich manchmal fast ausgehoben, und Omi sagte: »Das wird ein ganz lebhaftes Kind.« Womit sie auch recht behalten sollte. Über Deine Geburt hast Du gelesen und ich füge noch hinzu, dass Du 6 Pfund gewogen hast und 49 Zentimeter groß warst. Ohne Haare kamst Du auf die Welt, aber es bildeten sich beizeiten blonde Locken heraus, auf die ich wahnsinnig stolz war. Als mein Mutterschaftsurlaub zu Ende war, nahm ich noch vier Wochen unbezahlten Urlaub, da konnte ich Dich noch mal schön bemutteln und mit Dir spazieren gehen.
Da die Vorwürfe von M immer heftiger wurden, schaffte ich Dich im Sommer in

die Kinderkrippe. Nie werde ich vergessen, wie Du morgens gegen 6.00 Uhr in einem großen Zimmer und in einem großen Laufgitter ganz alleine saßest. Du hattest weiße Strumpfhosen und einen roten Pullover an. Das hat mir so weh getan, dass ich beschloss, meine Arbeitszeit um eine Stunde morgens zu kürzen, und so brauchtest Du nicht mehr so zeitig aus dem Haus.

Gegen 16.30 Uhr waren wir nach Arbeitsschluss und dem Einkaufen zu Hause. Aber da hatte ich keine Zeit für Dich. Da hat sich der Vati mit Dir beschäftigt.

Oft, wenn ich Dich in der Krippe abholte, hörte ich schon von Weitem ein Geschrei. Das warst meistens Du, weil die Erzieherinnen Dich an der Matratze festgebunden hatten, damit Du Dich nicht auf den Bauch drehen kannst. Sieger warst meistens Du, das hat mir auch weh getan.

Auf dem Weg zur und von der Krippe haben wir beide so allerhand erlebt. Es war Winter und ich zog Dich im Schlitten. Zweimal war der Schlitten umgekippt und Du lagst im Schnee. Hast keinen Ton von Dir gegeben, obwohl ich schon ein paar Meter weiter weg war. Dann stelltest Du Dich plötzlich in den Kinderwagen und wolltest Dich partout nicht mehr hinsetzen. Eine vorbei gehende Frau sagte: »So eine

Unvernunft, das Kind im Winter in den Wagen zu stellen!«

Einmal im Sommer auf dem Nachhauseweg bist Du mir ausgerissen und riefst immer wieder: »Fang mich doch, altes Loch!« Immer, wenn ich Dich fast eingeholt hatte, ranntest Du mir wieder davon, Gott sei Dank, kam um die Ecke der Laden mit den elektrischen Eisenbahnen, da hieltest Du immer an.

Als Du einmal draußen mit Deinem großen Kipper spieltest, fragte Dich eine Frau: »Na, Kleiner, wer bist denn Du?« Da fragtest du zurück: »Und wer bist denn Du überhaupt?«

Beim Füttern musste Vati mit ran. Wir fütterten Dich mit zwei Löffeln, und das Hütti gabs noch zwischendurch in den Mund. Allein wäre ich nicht zurecht gekommen. Beim Einwindeln war es genau so. Vati musste Dir Faxen vormachen, damit Du abgelenkt wurdest und ich Dich in Ruhe windeln konnte, sonst standest Du währenddessen schnell auf dem Tisch, so lebhaft warst du.

Im Freibad war es am schlimmsten mit Dir. Sobald wir dort waren, klettertest Du aus dem Sportwagen, bist mir ausgerissen und ranntest mit allen Sachen und den Schuhen ins Wasser hinein. Dann musste

ich Dich ausziehen, erstmal in ein Handtuch packen. Aber es dauerte nicht lange, da warst Du wieder drin. Das Schlimmste war, Dich zum Nachhausegehen zu bewegen. Du hast gebrüllt wie am Spieß. Das war jedes Mal eine Tortur.
Einmal bat ich Heiko, auf Dich aufzupassen. Du lagst als kleiner Nackedei auf dem Tisch, denn ich wollte Dich anziehen, Heiko hielt Dich an den Beinen und Du hast ihm geradewegs auf den Kopf gepinkelt.
An Spielzeug hattest Du auch viel: Teddybären, Autos, eine Autorennbahn, die Modell-Eisenbahn mit Heiko zusammen, Fahrrad, Schlittschuhstiefel und Schneeschuhe.
Kaum konntest Du laufen, zogst Du Dich am Küchentisch hoch. Wenn ich mit dem Mixer arbeitete, da wusstest Du: Mutti macht wieder etwas Süßes! Du hast es geliebt, mir beim Kochen und Backen zuzusehen, und heute kochst Du selbst sehr gern. Das ist Dir wohl in die Wiege gelegt worden.
Ich bereue es heute noch, dass wir Dich damals, im Sommer 1971, nicht mit nach Rangsdorf genommen haben. Du warst so lebhaft, und da haben wir uns gedacht, wenn Du bei den Großeltern bleibst, wird

es Dir auch gefallen. Aber das war ein Trugschluss. Du hattest dort große Sehnsucht nach uns, und nur mit einem Hemdchen bekleidet wolltest Du zum Bahnhof ausreißen. Als wir Dich nach dem Urlaub bei den Großeltern abholten, vergingen ein paar Sekunden und Du warst auf meinem Schoß, und von da an konnte ich kaum noch von Deiner Seite weichen. Kein Kind durfte in meine Nähe kommen, geschweige denn auf meinen Schoß, da warst Du gleich dazwischen. Ich musste Dir auch immer versichern, dass ich nicht mehr weg gehe. Saßen wir am Tisch, krochst Du nach dem Essen darunter, und streicheltest mir die Füße.

Ab 1972 gingst Du in den Kindergarten. Er war in der Nähe meiner Arbeitsstelle und so konnten wir gemeinsam gehen. Du bist immer gern gegangen, das hat mir gut getan und mich beruhigt.

Einer spielte immer draußen, ob bei Regen oder Sonne, das warst Du. Manchen Tag musste ich Dir dreimal die Hosen wechseln, weil sie jedes Mal schnell schmutzig waren.

1975 hattest Du Deine Schuleinführung. Du hattest auch Mühe, die Zuckertüte zu tragen. Ich hatte Dir eine grau-blau gemusterte Weste, eine blaue Hose und einen

weißen Pulli dafür gekauft. Davon haben wir noch schöne Erinnerungsbilder.
Da Du sehr lebhaft warst, hätten wir nie geglaubt, dass Du im Unterricht still sitzen würdest. Anfangs hast Du es mit dem Lernen nicht so genau genommen, deshalb bist Du auch in den Schulhort gegangen. Im Laufe der Jahre hat Dich aber der Ehrgeiz gepackt. Du wolltest es mit Heiko aufnehmen, und es ist Dir auch so ziemlich gelungen.
Nach der Grundschulzeit an der Ernst-Rietschel-Schule schlossen sich vier Jahre an der Goethe-EOS in Bischofswerda für die Abiturprüfung an. Geplant war ein politisches Studium. Aber durch die schnellen Veränderungen in unserem Land kam es nicht mehr dazu. Du kamst zur Armee, warst ein paar Wochen DDR-Soldat, und dann über Nacht plötzlich Soldat der Bundeswehr. Da hat man sich kaum hineingefunden.
Nun hattest Du Dich für ein Studium der Betriebswirtschaft entschieden, was Dir einen Studienplatz in Marburg einbrachte. Nach zwei Jahren hast Du Dich entschlossen, an der Humboldt-Universität in Berlin weiter zu studieren und Lehrer zu werden, noch mal sechs Jahre – und das ohne Bafög. Da Du nur mit unserer Zuwendung

nicht auskommen konntest, hast Du nebenher bei einem Pflegedienst ausgeholfen.
Du kamst für alle Deine Ausgaben selber auf, was wir Dir hoch anrechnen.
Zur Zeit bist Du für die nächsten zwei Jahre bei Deinem Schulfreund in Stuttgart, in dessen kleiner Firma Du mitarbeitest, um Dir ein eigenes Standbein zu schaffen.
Dann wirst Du Deinen Abschluss machen.
Du hast nun die dritte Wohnung bezogen, hoffentlich die letzte.
Ich wünsche Dir für Deine Zukunft alles Gute!

In unendlicher Liebe,

Deine Mama.

Folgende Zeilen hast Du mir mal geschrieben:

›Herzlichen Glückwunsch zu Deinem 51. Geburtstag. Ich drücke Dich ganz toll und lange und lieb, und dazu müsste es gar nicht so einen Anlass wie diesen geben. Denn dankbar bin ich Dir immer, ob Deiner ständigen Liebe und Sorge, die meine Mutti, ob Berg oder Tal, ständig im Herzen trägt. Ich danke Dir gerade auch für Deine Tapferkeit. Deinen Mut und die Großzügigkeit. Danke, dass ich mich in Pulsnitz immer wie zu Hause und nicht als Besuch fühle. Dein Sohn Dirk!‹

Zu dieser Zeit lag ich im Pulsnitzer Krankenhaus. Da hast Du mich fast jeden Tag besucht. Danke noch mal dafür. Du hast mich immer lieb gehabt, auch wenn es mir schlecht ging, Du hast Dir nichts anmerken lassen.

In einem Sommer besuchte ich Dich einmal in Berlin, weil ich einen Termin bei einem Heiler hatte. Du begleitetest mich bis dahin, konntest aber nicht warten. Heute weiß ich nicht mehr, wie ich zurückgefunden habe. Ich irrte die Straßen umher, zuletzt nahm ich ein Taxi. Als ich ausstieg, erinnerte ich mich plötzlich nicht mehr an die Hausnummer, in der Du wohntest, und setzte mich in eine Gaststätte gegenüber der Straße. Dort fragte ich nach Dir, aber keiner kannte Dich. Verzweifelt ging ich hinaus, erkannte das Haus plötzlich wieder und war unglaublich erleichtert, da ich mich doch noch zurückgefunden hatte. In dieser Woche unternahmst Du eine Dampferfahrt mit mir auf der Spree, worüber ich mich sehr gefreut habe.

Eine große Freude machten mir meine Kinder zum 50. Geburtstag mit einer Eintrittskarte zu einem Konzert mit Luciano Pavarotti. Auch zu einem Konzert mit Roger Whittaker verhalfen mir meine Jungs. In Marburg war ich mit Dirk in einem Theaterstück: ›Hamlet‹ war für mich ein großes Ereignis. Bei einem Berlin-Besuch ging Dirk mit mir in die Oper. Dort in der Nähe zeigte er mir auch den Platz, auf dem die Nazis 1933 die vielen Bücher verbrannt hatten: ein erleuchtetes Viereck ist in den Platz eingelassen, man sieht nur leere Regale, wenn man hineinsieht. Mit Heiko bin ich 1990 durch das Brandenburger Tor gelaufen, habe am Reichstag die Kreuze der Mauertoten gesehen, und wir fuhren das erste Mal mit einem Doppelstock-Bus. In einem Fachgeschäft kauften wir einen Radiowecker für Vati. In Westberlin war für mich alles neu und ungewohnt.

Die Erfüllung meines Lebens sind meine Kinder, Heiko und Dirk!

Sie sind zu intelligenten, arbeitsamen und ehrlichen Menschen herangewachsen. Wenn es im Hausflur poltert und das Treppengeländer wackelt, kommt Dirk, der immer lachende, unbekümmerte Sohn. Anders geht es beim Heiko zu; der bedächtige, ruhige Sohn.

Aber beide sagen heute noch ›Mama‹ zu mir, jeder drückt mich ganz toll, jeder lässt mich wissen, wie viel wert ich ihm bin. Jeder fragt am Telefon: »Mama, wie geht's?« Jeder ist da, wenn ich ihn brauche.

Mir war eine berufliche Erfüllung nicht vergönnt, so habe ich doch eine andere gefunden, die mir niemand nehmen kann, die nur mir

gehört: meine Kinder.
Ihr, meine Jungs, Heiko und Dirk,
seid für mich
die Sonne, die mich wärmt,
das Wasser, wenn ich durstig bin,
der Atem, den ich zum Leben brauche,
der helle Lichtblick in einem langen dunklen Tunnel.
Jeden Abend suche ich die zwei Sterne,
die nur für mich blinken,
sie bringen mir Grüße von euch
aus der Ferne.

UNSERE FREUNDSCHAFT MIT DEM EHEPAAR OSWALD

Unsere Männer waren zum gleichen Zeitpunkt zur Armee gekommen, und beide kannten sich durch die gleiche Arbeitsstelle. Als die Armeezeit beendet war, vereinbarten beide ein Treffen bei uns. Das war im Herbst 1966, und das sollte der Beginn einer inzwischen 33 Jahre währenden Freundschaft sein.

Als wir noch jung waren, gingen wir oft zusammen tanzen. Oft waren wir die letzten Tänzer im Saal, da kam der Herr Hanusch und zog uns die Tischdecke weg oder die Garderobiere brachte unsere Sachen, weil es denen zu lange dauerte, bis wir von alleine gingen. Anschließend gingen wir noch Kaffee trinken zu uns oder zu Oswalds. Inge dachte immer: Wir gehen zu Ledrichs, die haben billigen Kaffee aus dem Westen, derweil hatten wir auch nur um die Weihnachtszeit welchen.

Dann dachten wir stets, Oswalds seien reich, und Oswalds dachten das Gleiche von uns. Da hatten wir uns alle vier geirrt. Wir hatten immer zu tun, dass wir auskamen, mit dem bisschen Lohn, den die Männer und wir verdienten. Wir hatten so ungefähr 800 Mark im Monat. Mit zwei Kindern war das nicht besonders viel.

Oswalds hatten sogar drei Kinder zu ernähren.

Helgo arbeitete ein paar Jahre an der Erdöltrasse in der Sowjetunion, wodurch sie sich finanziell gut sanieren konnten. Dietmar wollte auch mit, aber unser Antrag wurde von meinem Hausarzt abgelehnt, da ich schon an Depression erkrankt war. So blieb der ersehnte Geldsegen für uns aus.

Dann haben wir früher oft Rommé gespielt, einen Sonnabend bei uns und einen Sonnabend bei den Oswalds. Die erspielten Beträge kamen in eine gemeinsame Kasse. Zum Urlaub wurde die Kasse geplündert und wir waren immer froh, noch diesen Notgroschen zu haben.

Wir haben zusammen schon viel Spaß gehabt, zu Hause oder im Urlaub. Dreimal waren wir zusammen in Warnemünde und dort in einer Seefahrtsschule untergebracht. Jedes Ehepaar hatte ein eigenes Zimmer, teilte sich aber mit den anderen eine Gemeinschaftsdusche.

Es gab manchmal Laune, wenn wir am Strand waren und ich ins Zelt musste, wenn es keine Sonnenschirme mehr gab, weil ich die Sonne nicht vertrug. Wir lachten auch manches Mal über Inge, weil sie nicht schwimmen konnte. Einmal hatte ich es sehr an der Galle, da ließ sich Inge einen Rieseneisbecher schmecken, nach dem ich mich verzehrte. Sie sagt heute noch, sie habe von meinem ersten Kartoffelsalat, den ich ihr danach kredenzte, eine

Gallenkolik bekommen – möglich wär's.

Wir haben alles zusammen gefeiert, was es zu feiern gab. Feiertage, Silvester, Taufen, Geburtstage, Jugendweihen, Schuleinführungen, Hochzeiten, wir erleben die Enkelkinder gemeinsam, wir haben die Kinder groß werden sehen, deren berufliche Entwicklung verfolgt, haben deren Ehepartner kennengelernt. Wir helfen uns gegenseitig beim Tapezieren und anderem.

Inge hat mir immer weiter geholfen und sich nie anmerken lassen, dass es ihr vielleicht schwer fiel. Es gab Zeiten, da wusste ich morgens nicht, mit was ich beginnen soll. Da musste ich sie nur anrufen und um Rat fragen. Geduldig gab sie mir immer einen Tipp, und da klappte es dann auch. Ich habe ihr als Dankeschön eine Glasdose und ein Tuch geschenkt.

Wenn wir zusammen sind, veralbern wir uns gern gegenseitig, da gibt es meistens etwas zu lachen. Wir wünschen uns, dass unsere Freundschaft noch lange währt.

URLAUBSREISEN

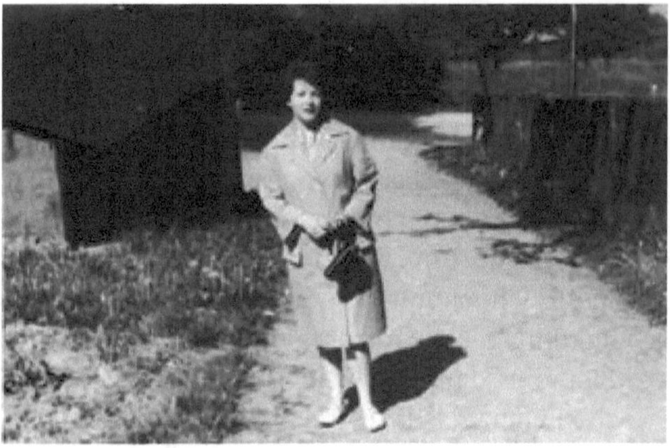

1964, OBERHOF, UNSER ERSTER URLAUB

Wir hatten einen Ferienplatz in Oberhof bekommen für den Sommer. Wir fuhren hin mit Gepäck und einem Bild von unserem Söhnchen. Das Bild stellten wir auf meinen Nachttisch, es wurde sehr oft angeschaut. Wir gingen dort spazieren, lernten auch ein nettes Ehepaar kennen. Aber heimlich hatte jeder von uns Sehnsucht nach unserem Heiko. Als die Zeit herum war, fuhren wir freudig nach Hause. Als der Zug hielt und wir ausstiegen, wurde Heiko auf Omis Arm ganz lebhaft, zappelte und streckte die Arme nach uns aus. Ich hatte nicht gedacht, dass er uns wiedererkennen würde. Das war ein lieber Empfang.

Wir waren immer bemüht, mit den Kindern so viel als möglich in den Urlaub zu fahren, denn sie sollten einmal schöne Erinnerungen daran haben.

1968, BANSIN

Als Heiko fünf Jahre alt und ich mit Dirk schwanger war, waren wir im Sommer in Bansin auf Usedom an der Ostsee. Wir hatten einen kleinen Campingwagen, in dem es ganz gemütlich war. Wir lernten dort ein junges Paar kennen, welches Verfechter der Nacktkultur war. Jeden Morgen fragten sie, ob wir mitkämen, aber ich wollte nicht. Zu einem späteren Zeitpunkt raffte ich mich dazu auf, denn ich wollte nicht als spröde gelten, und wir gingen alle an den FKK-Strand. Mir fiel es schwer, mir den Badeanzug und Heiko die Badehose auszuziehen. Ich habe mich all die Stunden nicht so recht wohlgefühlt und deshalb blieb es bei diesem ersten und letzten Auftritt im FKK-Stil.

Als wir nach Hause fuhren, stiegen wir in Heringsdorf aus dem Taxi – und was war da zu sehen? Bei meinem Mann war die ganze hintere Hosennaht aufgerissen. So konnte er unmöglich herumlaufen. Wie es immer so ist, hatte ich das Nähzeug in dem Koffer, den wir aufgegeben hatten. Also bin ich in ein Haus hinein und habe mir bei einer Frau einen Nähfaden und eine Nadel erbeten.

Wir haben uns in den Straßengraben gekauert, während ich nähte. Bis nach Hause hielt die Naht, Gott sei Dank.

1972, PREROW

Mit beiden Jungen waren wir in Prerow auf dem Darß. Doch bevor es losgehen konnte, hatte Dirk einen kleinen Unfall. Wir wollten abends fahren, am Vormittag fuhr mein Mann mit dem Fahrrad, den Dirk hatte er dabei, noch einmal zur Schwägerin. Heimzu ist Dirk mit dem rechten Bein ins Rad gekommen, und beide, Vater und Sohn, stürzten vom Fahrrad. Beiden war nicht viel passiert, aber der Dirk hatte eine dicke Fleischwunde und musste verbunden werden. Als wir in Barth aus dem Zug stiegen und dann aus dem Autobus, war das ganze Bein arg geschwollen. Da mussten wir zum Doktor, und der riet uns, der Junge müsse das Bein in das Salzwasser halten, also in die See. Er konnte aber nicht laufen. Da holten wir ihm eine große Schüssel mit Ostsee-Wasser und das Bein wurde hinein gehalten. Er war die ganze Zeit sehr geduldig, und das Bein heilte auch nach und nach. Aber er musste dann erst wieder das Laufen lernen.

Das Wetter in diesem Urlaub verwöhnte uns sehr, nur am vorletzten Tag gab es ein tüchtiges Gewitter.

Geschlafen haben wir in einem Zelt mit zwei Schlafkabinen und einem Aufenthaltsraum.

1975, ERZGEBIRGE

In diesem Urlaub haben wir viel erlebt. Wir haben einen schönen Ausflug nach Johanngeorgenstadt gemacht, der prima anfing. Wir saßen im Autobus und plötzlich merkte ich, dass ich meine Tasche im Buswärterhäuschen vergessen hatte. Mein Mann sagte: »Geh zum Fahrer«, aber ich wollte nicht, bis ich dann schließlich klein beigab und nach vorn ging. Der Fahrer blinkte einem entgegenkommenden Bus zu, beide hielten an und wir konnten umsteigen und mit dem anderen Bus zurückfahren. Die Tasche lag noch da. Na, bald darauf kam wieder ein Bus und dann ging unser Ausflug erst richtig los. Zuerst waren wir in einem Bergwerk zur Besichtigung, dann auf der großen Sprungschanze, in einer Milchbar und im Kaufhaus, wo wir den Jungs Jeansjacken kauften. Unsere Unterkunft bestand aus zwei Schlafstuben mit Ofenheizung, beköstigt wurden wir in einer Gaststätte. Eines Sonntags mussten wir weit mit dem Bus fahren, denn mir musste ein Zahn gezogen werden; ich hatte vorher tagelang schon Zahnschmerzen gehabt. Dort kauften wir für den Heiko ein Kassettenradio für über 700 Mark.

1976, KALLINCHEN

Hier hatten wir einen geräumigen Campingwagen zur Verfügung, den unser Betrieb gerade erst gekauft hatte. Wir hatten dort nette Nachbarn, mit denen wir Verschiedenes unternahmen. Kallinchen liegt an einem See, ist aber als Ortschaft sehr klein und war damals jedenfalls noch nicht auf Tourismus eingestellt. Berlin ist ungefähr 30 Kilometer entfernt und wir nutzten das für mehrere Ausflüge. Einmal waren wir auf dem Fernsehturm, was sehr beeindruckend für uns war. Das andere Mal waren wir im Plänterwald. Dort sind meine Männer mit der Achterbahn gefahren, aber der Heiko kam blass wieder zu mir; ihm war das gar nicht gut bekommen. Ich wollte gern auf einem Pferd reiten, aber meine Familie ließ das nicht zu. Durch die Gespensterbahn bin ich auch mitgefahren. Anschließend aßen wir dort noch eine Kleinigkeit, bis es auch tüchtig zu regnen begann.

1977 UND 1979, MARKGRAFENHEIDE

Beide Male sind wir mit Wittichs dort gewesen. Das erste Mal hatten wir eine feste Unterkunft, das zweite Mal hausten wir in zwei Schuppen, mit Toilette auf dem Hof. Zur damaligen Zeit war ein Ferienplatz an der Ostsee mit einem Lottogewinn zu vergleichen, und so waren wir glücklich, dass wir eine Dauerunterkunft gefunden hatten, die uns mein Bruder Dieter besorgt hatte. Vom Grundstück aus war man schnell auf dem großen Zeltplatz mit Gaststätte, Losbuden, Bäckerstand. Auf der anderen Seite waren es kaum 50 Meter bis zum Strand. Die Verpflegung übernahm jeder für sich selbst. Meist gingen wir abends essen.

Oft fuhren wir nach Warnemünde, das war immer wieder ein Erlebnis. Der alte Strom und die Kähne, das ganze Flair war prima.

Einmal fuhren wir zusammen nach Rostock. Dort hatten wir soviel Spaß. Vor einem Café setzten wir uns hin und sprachen – bis auf meinen Mann – alle in der ›Löffelsprache‹. Wir haben nur gelacht. Als wir aufstanden, rief ein Mann den Heiko heran und fragte ihn, was das für eine merkwürdige Sprache gewesen war.

Im Kaufhaus kauften wir einen Lachsack, da

ging die Lacherei weiter.
Ein anderes Ausflugsziel in Rostock war ein großer Dampfer, der zur Besichtigung freigegeben war.

1983, SOTSCHI (SOWJETUNION)

Dieser Urlaub war eine Auszeichnung vom Betrieb meines Mannes für gute Leistungen. Dafür brauchten wir nur 800 Mark aus eigener Tasche zu bezahlen. Wir flogen in einem alten Flugzeug, aber das war uns egal. Dafür wurden wir vom schönsten Wetter empfangen.

Die Unterkunft war ein großes Hotel, eingerichtet für ausländische Touristen – sogar mit Hallenbad. Dort waren wir zweimal. Das erste Mal rutschte ich im Außenpool aus, da ging mir der BH auf. Was für eine Blamage! Ich musste ihn mir unter Wasser zurecht rücken. Das zweite Mal waren wir nur im Innenbecken. Als ich am Bassinrand verweilte, zogen mich zwei Arme hoch und ließen mich gleich wieder fallen, weil sie gemerkt hatten, dass ich wahrscheinlich nicht die Gesuchte war.

Um das Hotel herum waren die Anlagen in Ordnung. Draußen in den Dörfern aber war für uns Deutsche kaum fassbar, wie liederlich alles war. In den Städten, vor allem die Hauptstraßen, die waren ordentlich, aber ansonsten konnte man alles andere vergessen. In unserem sechsstöckigen Hotel war alles in Ordnung, nur in den Speisesälen roch es – für unseren Geschmack – ekelhaft nach Knoblauch. Die Hotelzimmer waren schlicht, aber ordentlich.

Man konnte sich durch das Haustelefon

wecken lassen. Ein Kollege von meinem Mann hatte sich beschwert, dass er zur falschen Uhrzeit geweckt wurde. Da machte ich mir gleich einen Spaß daraus und rief ihn nachmittags um 16.00 Uhr mit verstellter Stimme an und sagte: »Ihre Zeit ist gekommen, bitte stehen Sie auf!« Da wetterte er hinterher mächtig auf die Hotelrezeption. Ich lachte im Stillen und freute mich heimlich, dass er darauf hereingefallen war.

Wir besichtigten einen Park, in dem lauter prominente Persönlichkeiten der Sowjetunion beerdigt waren. Besonders im Gedächtnis ist mir auch ein Teenachmittag geblieben, der sehr schön gestaltet war: Es gab Tee mit Bienenhonig, Nüsse, Gebäck, und dazu spielte jemand auf der Balalaika. Einen Tanzabend haben wir auch mitgemacht. Die Kapelle war ganz okay, wir haben auch getanzt. Da gab es zu essen und zu trinken – aber die Toiletten! Das war eine Zumutung. Immer musste man in das Loch zielen und überall war alles beschmuddelt, das war kaum auszuhalten.

Einmal hatte ich zu viel Wodka getrunken, da wusste ich nicht mehr, wo ich war. Es war trotzdem schön.

Die Busfahrer fuhren wie die Henker, da hatten wir immer Angst, dass wir nicht heil ins Hotel kommen.

Um diese Zeit gab es dort Mandarinen – Mangelware bei uns zu Hause. Also haben jede

Menge davon gegessen.

Furchtbar war es mit anzusehen, wie ärmlich die einfachen Leute dort lebten. Da saß schon mal eine Frau am Straßenrand und wollte Fleisch verkaufen. Dafür hatte sie so eine alte Waage bei sich … Es war mitleiderregend.

1983, HELENESEE

Am Helenesee waren wir nur mit dem Dirk, er war damals 14. Heiko war schon bei der Armee. Wir hatten einen Campingwagen mit Vorbau. Darin kochten wir, aßen und sahen fern. Wir verpflegten uns selbst, weil in der Nähe keine Gaststätte war und wir außerdem immer ein bisschen aufs Geld achten mussten. Ich kaufte mir ein wunderschönes rotes Kleid mit einer weißen Bluse. Das habe ich heute noch – das kann ich einfach nicht wegwerfen. Der Helenesee galt als der sauberste See in der DDR.

1985–1987 WARNEMÜNDE

Durch einen Bekannten hatten wir Glück und konnten in einer Marine-Schule bei Warnemünde, also gleich neben unserem alten Quartier in Markgrafenheide, übernachten. Wir verbrachten die Ferien mit den Oswalds, unserem seit vielen Jahren befreundeten Ehepaar.

1989, BÄRENFELS (ERZGEBIRGE)

Dort waren wir untergebracht in einem ehemaligen Heim der Staatssicherheit. Es wirkte wie eine kleine Villa, hatte ein Hallenbad und eine feine Ausstattung.

Wir gingen viel spazieren und fuhren nach Altenberg, um uns die künstliche Eisbob-Bahn anzuschauen. Die Bahn ist ein gewaltiges Bauwerk. An einem Tag fuhren wir nach Tschechien, um Gläser einzukaufen. Die Gläser bekamen wir, aber da Dietmar seine Geldbörse in dem Laden liegen ließ, war es doch ein sehr teurer Ausflug geworden.

Überraschend trafen wir die Eltern von Heikos Schulfreund Gerd aus Großröhrsdorf und unternahmen einiges gemeinsam.

1990, SCHWARZWALD

Wir wohnten für eine Woche auf einem Bauernhof. Leider hatte ich dort die ganzen Tage mit meiner Galle zu tun. Appetitlosigkeit und Erbrechen standen auf der Tagesordnung, sodass wir zwei Tage eher heimgefahren sind.

Einen Ausflug über den Bodensee haben wir gemacht; es ging zur Insel Mainau. Dort war es herrlich. Blumen über Blumen gab es dort, alle wunderschön angelegt und arrangiert. Einfach wunderbar! Daran erinnere ich mich heute noch gerne.

1994, TUNESIEN

Mit den Oswalds waren wir in Tunesien. Das erste Mal im westlichen Ausland. Wir waren von allem sehr beeindruckt. Die Temperaturen ließen ein Baden noch nicht zu; es war wie bei uns im Frühling.

Wir waren in einem schönen, großen Hotel untergebracht. Das Essen war prima und die Hotelangestellten sehr freundlich. Die Verpflegung mit Halbpension war sehr gut, jeden Abend tranken wir Tonic oder Bier und gingen beizeiten schlafen.

Während einer Abendveranstaltung holte eine tunesische Tänzerin Dietmar auf die Tanzfläche. Er tanzte so schnell mit ihr und wirbelte sie im Kreis herum, dass sie wohl über einige Tische geflogen wäre, wenn er sie losgelassen hätte.

Eines war sehr lästig, nämlich das Betteln der Kinder auf den Straßen, und auf die Brieftaschen musste man auch immer sehr aufpassen, sonst waren sie schnell aus der Hosentasche verschwunden.

Wir beteiligten uns an einer Zwei-Tagereise in die Sahara. Am ersten Tag passierten wir einen vertrockneten Salzsee. Da konnte sich jeder ein Stück Salz gegen ein kleines Entgelt mitnehmen. Weiter ging's nach Mamata, wo die Berbersiedlungen sind. Die Menschen leben in

Höhlen, und obwohl der Staat schöne Häuser gebaut hat, wollen die Berber nicht aus ihren Höhlen heraus. Am zweiten Tag sind wir mit Kamelen ein Stück in die Sahara geritten. Ich hatte ja eine unheimliche Angst, dass mein Kamel mit mir davonjagt. Als aber ein Führer das Tier an die Leine nahm, war ich beruhigt. Trotzdem war es nicht so einfach, auf das Kamel zu kommen und vor allem obenauf sitzen zu bleiben, weil es stark hin und her schaukelte, bis es sich aufgerichtet oder sich wieder hingehockt hatte. Ich saß ganz schräg, weil ich mich nicht rühren wollte. Nie mehr möchte ich auf einem Kamel reiten. Der Sand der Sahara fühlte sich sehr hart an; das hatte so nicht erwartet.

Es war ein schöner Urlaub, auch weil Oswalds mit dabei waren.

1996, GRAN CANARIA

Wir verlebten diesen Urlaub mit meinem Bruder Dieter und meiner Schwägerin Bärbel. Unser Hotel stand inmitten der Stadt, und so waren es zum Strand gut 20 Minuten Fußmarsch. Diesen absolvierten wir regelmäßig am Morgen nach dem Frühstück, kehrten gegen 14 Uhr zum Hotel zurück und verbrachten einen ruhigen Nachmittag. Abends zogen wir öfter in die Spielhalle, an deren Automaten sich Bärbel als Könnerin erwies. Bei einer Flasche Rotwein ließen wir es uns gut gehen.

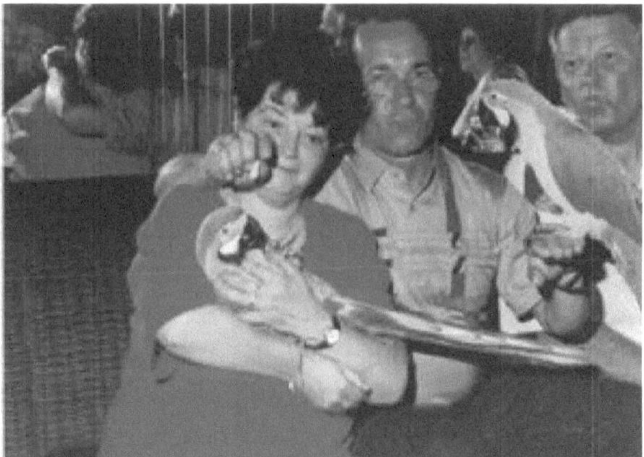

2001, DOMINIKANISCHE REPUBLIK

Einmal wollten wir auch zu einer Fernreise aufbrechen. In die Dominikanische Republik flogen wir mit meinem Bruder und meiner Schwägerin.

Nach 12 Stunden Flug empfing uns strahlender Sonnenschein, und sogleich merkte ich, dass mit mir wieder etwas nicht stimmt. Fast zwei Tage brauchte ich, um meine Depression unter Kontrolle zu bekommen.

Wir waren in einem Restaurant untergebracht – Essen und Trinken rund um die Uhr umsonst.

Es war ein großes Gelände voller Ferienobjekte, das eingegrenzt war. Die Bevölkerung kam damit gar nicht in Berührung, nur die Angestellten dieses Objektes. Ein prima Strand mit feinem Sand zeigte sich uns.

Früh gingen wir zwischen 8 und 9 Uhr frühstücken, wir aßen uns satt, da wir erst abends gegen 19 Uhr zum Abendbrot gingen. Wir unternahmen einen Tagesausflug wie auch eine Zweitagesfahrt. Da stellten wir fest, wie arm die dortige Bevölkerung war. Es gibt noch nicht mal überall Strom, nicht überall Wasser und nur wenige Straßen.

Das Hauptverkehrsmittel der Bevölkerung ist das Moped, auf dem manchmal bis zu fünf

Leute sitzen. Trotzdem der Lebensstandard so niedrig ist, schaffen sich die meisten Familien acht bis 14 Kinder an. Die Wohnungen sind meist nichts weiter als große Baracken. Wir haben uns immer gefragt, wie die großen Familien darin ihren Platz finden.

Bei der Zweitagesfahrt ging es morgens, gegen 6.00 Uhr, mit dem Bus los. Es wurde unter einer Überdachung gefrühstückt. Dann ging es weiter zum Eselreiten. Das war eine schwere Angelegenheit. Ich hatte immer Angst, mein Esel würde aus der Reihe tanzen und woanders hin laufen. Aber die Esel liefen alle brav hintereinander her, denn sie kannten diesen Weg. Er war sehr steinig, durch einen Tümpel mussten wir auch. Dann zeigte mir mein Begleiter verschiedene Pflanzen: Kakao- und Kaffeepflanzen, sogar einen Zitronebaum. Das alles konnte ich aber kaum wahrnehmen, weil ich mit viel zu viel Angst auf dem Esel hockte. Dann ging es zu einem Wasserfall, ebenfalls auf einem sehr steinigen Weg, und zurück. Am anderen Tag fuhren wir nachmittags mit einem Schiff zu der Stelle, wo Wale vermutet wurden. Tatsächlich ließen sich viele Wale blicken. Das war eine feine Überraschung. Wie groß die Wale sind, konnten wir dort das erste Mal richtig sehen.

EHE-ALLTAG

In unseren ersten Ehejahren war ich innerlich immer unruhig, dagegen war mein Mann die Ruhe selbst. Das hat mich manchmal zur Verzweiflung gebracht. Als wir älter wurden, hat mir seine Ruhe dann oft gut getan.

Aber wie war es denn in jungen Jahren? Aus meiner Sicht hatte für alles ich allein die Pflicht und Verantwortung. Damals wusste er kaum, was alles zum Führen des Haushalts gehört, deshalb nahm er mir selten etwas ab. Was ich alles geleistet hatte, verstand er erst, als ich so lange im Dresdner Krankenhaus war. Vollarbeit, Studium, die Wohnung aufräumen, sauber machen, einkaufen, die Kinder brauchten auch ihre Zuwendung, dann der laufende Ärger mit Mutter.

Als ich dann später nicht mehr arbeiten gehen konnte und die Kinder aus dem Haus waren, sah der typische Tagesablauf für mich etwa so aus: aufstehen, aufräumen, einkaufen, essen, fernsehen, Kreuzworträtsel lösen und auf meinen Mann warten. Meistens kam er erst am frühen Abend nach Hause, weil er im Betrieb noch lange zu tun hatte, was aufgrund seiner Arbeit als Produktionsleiter öfter vorkam. War er dann zu Hause, gab es Abendbrot. Wenn er danach nicht noch mal wegging, was gelegentlich vorkam, gab es anschließend das übliche Fernsehprogramm. Er sah fern, sprach kaum ein Wort und versuchte abzuschalten. Selten erzählte er mir etwas von der Arbeit und den vielen Problemen, mit denen er sich dort herumzuschlagen hatte. Ich auf der anderen Seite hätte auch gern davon gesprochen, wie ich meinen Tag herumgebracht hatte oder wie mir zumute war. Aber ich wollte ihn damit nicht auch noch belasten. Da wir so kaum ein Wort miteinander redeten, fraß jeder seine Sorgen und Ängste in sich hinein.

Der Alltagstrott schlich sich ein, und das machte unsere Ehe oft langweilig und eintönig. Die Wochenenden bildeten dabei kaum eine Ausnahme. Etwas Abwechslung würde ich brauchen, sagten die Ärzte eindringlich. Wie oft bettelte ich ihn in den ganzen Jahren an: »Fahr doch mal mit mir fort oder geh mit mir irgendwohin.« Ich war gebunden an die Wohnung und kam höchstens zum Einkaufen einmal raus. Sonst hockte ich drinnen. Das war mein ganzer Alltag. Einfach allein irgendwohin fahren, war mir nicht möglich, weil mir der Orientierungssinn dafür fehlte. Ganz selten gab es Ausflüge, dieses Problem durchzog unsere gesamte Ehe.

In Bezug auf meine Krankheit hätte ich mir keinen besseren Ehemann wünschen können. Wenn ich ihn brauchte, war er für mich da. Ich war so oft für längere Zeit im Krankenhaus; er musste lernen, den gesamten Haushalt in Ordnung zu bringen, selbst zu waschen, zu bügeln etc. Durfte ich am Wochenende nach Hause, so war die Wohnung stets aufgeräumt und ordentlich. Immer holte er mich pünktlich um 8 Uhr von der Station ab. Er nahm immer Rücksicht auf mich, obgleich der Umgang mit mir sicherlich nicht einfach war.

Wie krank ich war und wie ich auf andere Menschen wirkte, kann ich selber gar nicht einschätzen. Jahrelang war ein Augenlid beinahe ganz geschlossen, das andere halb. Einmal zappelte die linke oder die rechte Hand, ich lief über den Onkel, mein ganzer Bewegungsapparat war vom Parkinson gezeichnet, der linke Mundwinkel war gelähmt und zog sich nach unten. Er hat immer mit mir Geduld gehabt, egal in welcher Beziehung. Er hat mich überall mit hin genommen. Er wusste, ob mir etwas zu viel werden oder ob ich etwas nicht schaffen konnte. Durch das Zittern kleckere ich meistens. Noch nie hat er mich deswegen gerügt, aber durch Verwandte bin ich dafür auch schon einmal belächelt worden.

Mein Mann hat viele Ängste mit mir ausstehen müssen. Zum Beispiel als ich einmal zuviel Faustan eingenommen hatte, mit dem Gedanken: ›Mich wird schon jemand wecken.‹ Er hatte es versucht, mich durchgeschüttelt, ohne dass ich munter wurde. Er rief den Notarzt und ich wurde zur Ausnüchterung in das Kamenzer Krankenhaus gefahren, von dort dann in die Depressions-Station nach Arnsdorf. Im Krankenauto hatte ich gedacht, ich flöge mit dem Hubschrauber nach Leipzig, und konnte mich an nichts konkret erinnern.

Eines Freitagabends bekam ich Panik, dass ich sterben würde. Wir holten einen Arzt. Dieser wollte mich in die Neurologie überweisen, aber da wir einen Kurzurlaub nach Berlin und dann zu Herrn Giebler, dem Heiler im Harz, geplant hatten, lehnte ich dies ab. In Berlin bei den Kindern fühlte ich mich nicht recht wohl, und im Harz war nichts mit mir los. In der ersten Nacht hatte ich schlimme Todesängste, worauf Dietmar den Heiler weckte, der mich schließlich wieder zurück ins Leben befördern konnte. Wieder hatten wir eine schlimme Situation gemeinsam durchlebt und überstanden. Es gäbe noch andere Beispiele.

Nun, wo es mir besser geht, erahne ich erst einmal, was er in all den Jahren für Sorgen um mich hatte.

Wie oft hat er mich ins Krankenhaus bringen, Abschied nehmen müssen und dann wieder auf meine Entlassung gewartet.

Auch sein Leben wurde durch mich und

meine Krankheit aus den Angeln gehoben und zerrüttet. Dafür fühle ich mich schuldig. Ich fühle mich schuldig, dass ich nicht die richtige, gesunde Frau war und für meine Jungs nicht die richtige, gesunde Mama, als sie noch Schulkinder und Teenager waren.

Die Erkrankung im August 2004, kurz vor seinem 60. Geburtstag, die ihn für Monate arbeitsunfähig machte, hatte für unsere Ehe etwas Gutes: Sie begann zu gesunden. Dietmar veränderte sich zum Positiven und ich mich auch. Seine tägliche Hetzjagd war nicht mehr da. Er rauchte wenig, wir tauschten auf einmal wieder kleine Zärtlichkeiten aus, machten uns gegenseitig kleine Freuden.

Seit er nun gar nicht mehr arbeiten geht und mit mir zu Hause ist, geht es mir besser, ich bin ruhiger geworden, mein Gemütszustand ist besser, weil ich nicht mehr ständig allein bin. Ich fühle mich wohler und beständiger als je zuvor. Unser Verhältnis hat sich so gut entwickelt, dass wir spüren, wir haben uns endlich gefunden. Wir sind füreinander da. Ich habe begonnen, ihn wieder zu lieben.

Der Tag fängt bei uns gegen 8.30 Uhr mit Kaffee und Knäckebrot an. Dann beginne ich mit dem Haushalt. Vati geht einkaufen, weil ich das nicht mehr bewältige, oder in den Garten, im

Winter geht er spazieren. Zeitig koche ich und erwärme die Teller um die Mittagszeit in der Mikrowelle. Nach dem gemeinsamen Essen folgt bis 14 Uhr eine kleine Mittagspause. Nach einem Käffchen geht jeder seiner Wege. Wenn es nicht zu heiß ist, gehe ich mit in den Garten, wo ich auf der Schaukel sitzend Zeitung lese oder meine Rätsel mache. Wenn es Zeit ist, das Abendbrot vorzubereiten, fahre ich nach Hause, mein Mann bleibt oft noch länger im Garten. Dann folgt der Rest des Tages. Eine richtige Unterhaltung gibt es nicht, aber das bin ich ja gewöhnt, und ich weiß auch nicht immer, was ich erzählen soll. Gegen 22 Uhr gehe ich schlafen, Vati etwas später, und morgens fängt der neue Tag wieder gleich an. Wir sind damit zufrieden, es genügt uns so. Wir haben gar keine Lust mehr, in den Urlaub zu fahren.

ELOGE FÜR MEINEN GATTEN

Du, ich habe meine Liebe zu Dir neu entdeckt,
ich freue mich immer, wenn Du nach Hause kommst und mich lächelnd begrüßt,
ich freue mich, dass Du mir im Haushalt hilfst, weil ich manches nicht mehr schaffe,
ich freue mich, dass Du mir in all den Jahren zur Seite gestanden hast,
ich freue mich, dass Du gesund bist,
ich freue mich, dass Du meinen Zustand richtig einschätzen kannst
ich freue mich, wenn Du Dich ordentlich anziehst,
ich freue mich, wenn Du abends bei mir bist, auf der Couch liegst, Dich ausruhst,
ich freue mich, wenn wir zusammen fernsehen, ab und zu ein paar Worte reden und ich dabei meine Rätsel löse,
ich freue mich, dass Du abends nicht mehr weggehst,
ich freue mich, wenn Du zu Deinen Erdnüssen und zu Deiner Schokolade greifst,
ich freue mich, wenn Du mich abends ins Bett bringst, mich liebevoll zudeckst und mir einen Gutenacht-Kuss gibst,
ich freue mich, wenn Dir mein Essen schmeckt,
ich freue mich, dass Du unseren

Schrebergarten betreust und darin viele Blumen blühen,
ich freue mich, dass Du gut schlafen kannst,
ich freue mich, dass Du fast immer gute Laune hast,
ich freue mich, dass Du bei jedem meiner Krankenhaus-Aufenthalte die Wohnung in Ordnung gehalten hast,
ich freue mich, dass Du nicht mehr so viel rauchst und mit dem Alkohol sparsam umgehst,
ich freue mich, wenn wir uns an den Händen halten,
ich freue mich, wenn Du mich streichelst,
ich freue mich, wenn Du mir gut zuredest und mir Mut machst.

NACHWORT

Während meiner schweren Jahre, gepeinigt durch die Krankheit, war ich kaum in der Lage, meinem Mann etwas entgegenzukommen; das Gefühl, für ihn da zu sein, fehlte. Ich litt unter Gefühlskälte, ich hatte Mühe, jemandem meine Zuneigung zu zeigen, nur bei meinen Söhnen gelang mir das. Ich konnte nur mit Anstrengung lächeln, richtig lachen ging gar nicht mehr. Das hat sich zum Positiven geändert. Ich fühle jetzt inniger, bin froher und zufriedener. Ich denke auch nicht mehr an Suizid, ich will lange noch nicht sterben.

Möge das Leben noch für ein paar Jahre mit seinen guten und schlechten Zeiten an mir vorüberziehen. Ich will das Leben fühlen, ergreifen, spüren, bewusst da sein.

Habe ich die vielen Jahre überhaupt richtig gelebt?

Ich möchte die Zeit jetzt anhalten können. Bei Sommerwetter produziert mein Gehirn Glückshormone, sie purzeln in meinem Kopf hin und her. Außerdem darf die Sonne endlich wieder meinen Körper bescheinen, mich wärmen, was auch erst in den letzten zwei Jahren wieder möglich geworden ist. Vorher durfte nicht der kleinste Sonnenstrahl auf mir liegen, sofort bekam ich ein sonderbares, ungutes Gefühl.

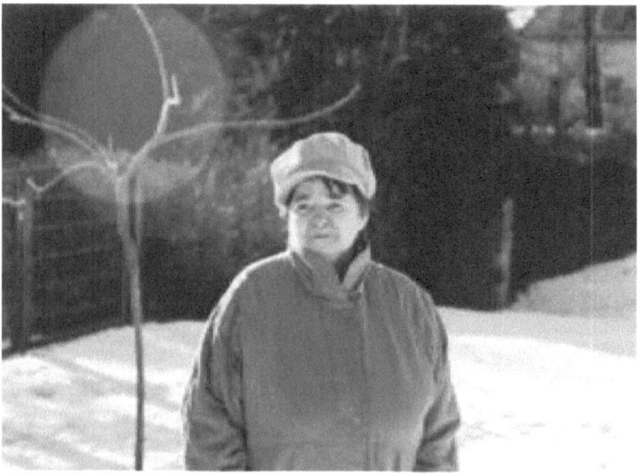

Ich durfte nur im Schatten sein. Nun trete ich ins Licht.

Made in United States
Troutdale, OR
11/03/2026

56845245R00139